LES TOMBEAUX

DES ROIS

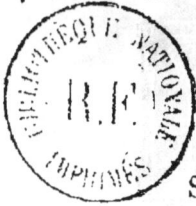

SOUS LA TERREUR

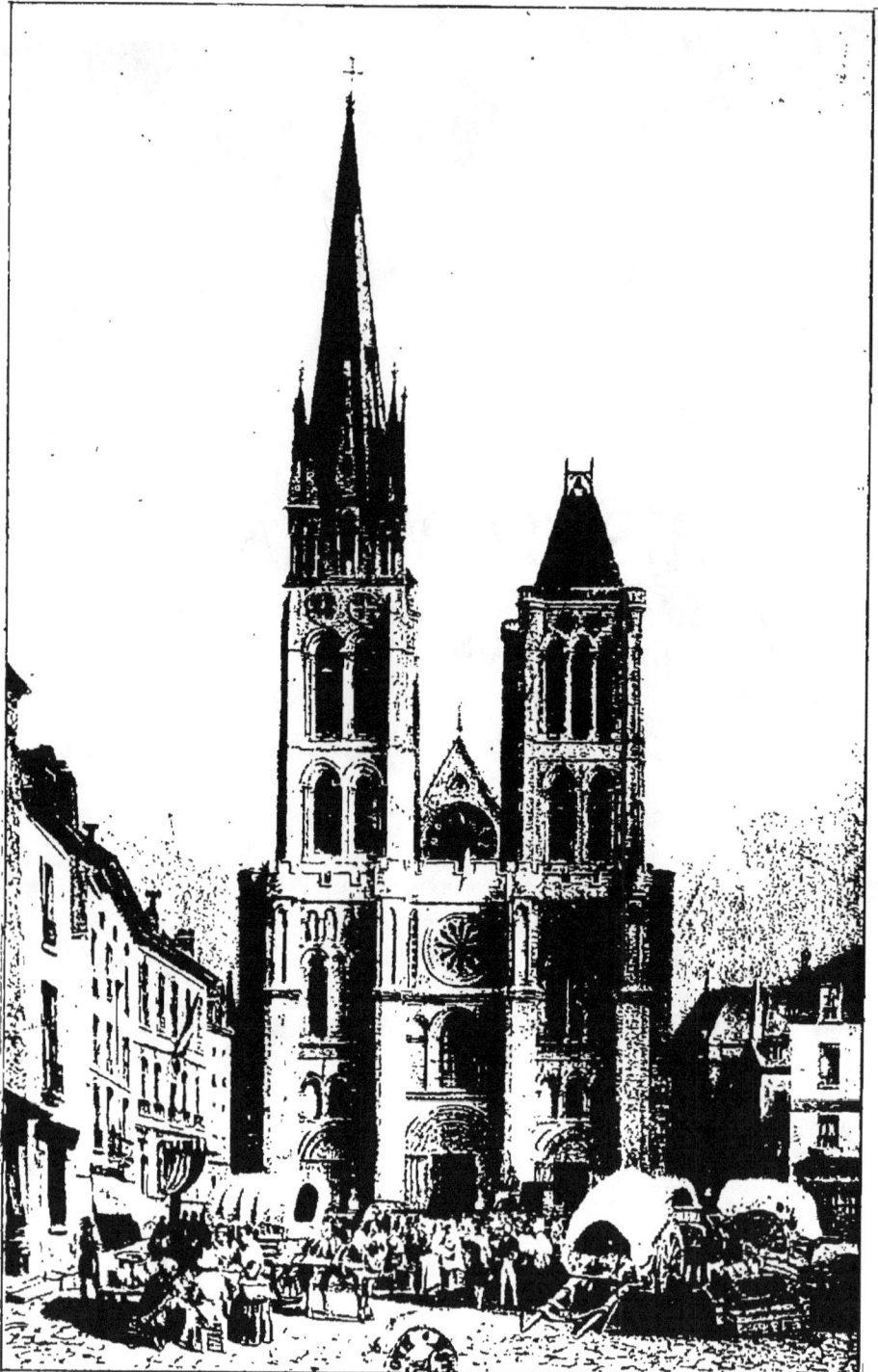

LA BASILIQUE DE SAINT-DENIS EN 1830

(Bibliothèque Nationale).

Dr MAX BILLARD

LES TOMBEAUX DES ROIS

SOUS LA TERREUR

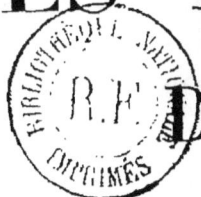

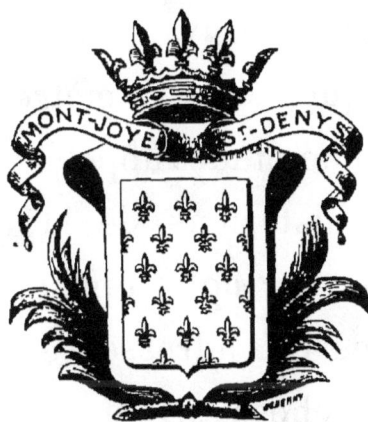

PARIS

LIBRAIRIE ACADÉMIQUE

PERRIN ET Cie, LIBRAIRES-ÉDITEURS

35, QUAI DES GRANDS-AUGUSTINS, 35

1907

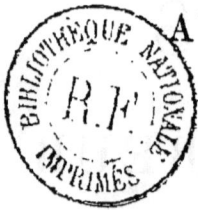

AVANT-PROPOS

———

Ceux qui s'imagineraient trouver dans cet ouvrage un travail d'architecte, précis, technique, écrit le mètre à la main, ou encore une étude rappelant les grands récits des historiens de la Révolution, pourront fermer notre opuscule à la première page. Il s'adresse seulement aux curieux des choses et du décor du vieux temps, qui trouvent un charme suggestif dans les antiques masures à tourelles, les cachots à verrous dramatiques, les vieux monastères ou les cathédrales gothiques remplis de sépulcres, tous les

i

endroits consacrés par de tragiques souvenirs.

A notre époque de curiosité rétrospec-
tive, nous avons pensé qu'il était possible
d'écrire, non un volume, mais quelques
pages sur un sujet un peu trop dédaigné
par la grande Histoire. Et en simple
annotateur, en modeste anecdotier, nous
avons compulsé quelque peu les bibliothèques et gratté encore, après tant
d'autres, les terrains fatigués par la herse
et la charrue.

En juxtaposant des documents épars,
nombreux, écrits ou recueillis sous la
dictée des événements par les acteurs ou
les témoins du drame, nous croyons avoir
formé un récit exact d'une des pages les
plus poignantes de cette sombre époque,
où la profanation ne respecta même pas
les lieux de la mort.

N.-B. — MM. Neurdein, dont nous n'oublierons jamais l'obligeance et le bienveillant accueil, ont bien voulu mettre à notre disposition leur collection si artistique et si intéressante concernant le vieux Saint-Denis et les monuments de la Basilique. Nous tenons à leur exprimer, à cette première page, toute notre gratitude.

Nous ne saurions également trop exprimer notre reconnaissance à un érudit distingué, M. l'abbé Duperron, qui connaît mieux que personne Saint-Denis et son histoire, et qui a bien voulu nous autoriser à mettre à profit ses précieuses connaissances et ses innombrables documents.

Dr B.

Novembre 1906.

TOMBEAUX DES ROIS

SOUS LA TERREUR

CHAPITRE PREMIER

LA BASILIQUE DE SAINT-DENIS
ET SES TOMBEAUX

Le déluge prédit par le vieux roi était
venu : le 21 janvier 93, sur l'ancienne place
Louis XV et devant le palais désert des Rois,
la Convention décapitait, dans la personne
de Louis XVI, huit siècles de monarchie. La
Révolution marchait bon train : aux périodes
cicéroniennes des Girondins avaient succédé
les mugissements de Danton et les hurle-
ments sanguinaires des tricoteuses. Au mois
de septembre 92, on avait tué, dans la vieille
bâtisse de l'Abbaye, à peu près comme on

tue à l'abattoir. Rien qu'à Lyon, on fusillait deux cents personnes par semaine ; et, à Paris, c'était chaque jour le lugubre spectacle d'un défilé de charrettes allant déverser leur contenu sous le couperet de la guillotine.

Et Camille Desmoulins pouvait écrire un matin dans son journal : « Aujourd'hui, il y a eu un miracle à Paris : un homme est mort dans son lit[1]. »

Le vent de folie qui passait sur la France avait altéré à ce point le sens moral, qu'on accoutumait les enfants à jouer à l'échafaud ; on vendait des petites guillotines, comme aujourd'hui « des petits soldats » ; et l'on pouvait voir l'après-midi, sous les ombrages des Champs-Élysées, à quelques pas de l'échafaud dressé sur l'emplacement actuel de l'obélisque des Pharaons, l'on pouvait voir, disons-nous, les papas, les mamans et leurs bébés, s'esclaffer de rire à la parade de polichinelle, où la scène traditionnelle de la potence

---

[1] Arsène Houssaye. *N. D. de Thermidor*. Plon, Paris 1866.

était remplacée par celle de la guillotine[1].

Étrange époque où l'on élevait à la hauteur d'une vénérable institution, cet échafaud qui tuait tout, la beauté, la vertu, le génie, ses amis et ses ennemis, jusqu'au jour où le régime lui-même fut tué.

Il y avait partout une telle monomanie de guillotine, qu'on tranchait la tête des statues de pierre qui racontaient, sur la façade des églises, l'histoire du passé : tous les porches mutilés des cathédrales sont les témoins, restés debout, de ce vandalisme révolutionnaire qui avait brûlé les archives, pillé les bibliothèques, saccagé le garde-meuble, auquel il ne restait plus, pour parfaire son œuvre de destruction, qu'à violer l'asile des morts.

Le 31 juillet 1793, pour consommer tous les actes de la vengeance révolutionnaire, la Convention, sur un rapport de Barère[2], pensa

---

[1] Voir Charles Nodier. — *Souvenirs de la Révolution.*

[2] Dans ce rapport, Barère exprimait le vœu « Que pour « célébrer la journée du 10 août qui a abattu le trône, il « fallait, dans son anniversaire, détruire les mausolées fa- « meux qui sont à Saint-Denis. Dans la monarchie les tom-

qu'on ne pouvait mieux célébrer l'anniversaire du 10 août 92, qu'en violant les sépultures royales de Saint-Denis, qu'en dispersant
la poussière de tant de rois, qu'en purifiant
le sol de la République de ces derniers vestiges de la royauté [1]. Et alors, dit Chateaubriand, « on fouilla les cendres de nos pères,
« on enleva leurs restes, comme le manant

« beaux mêmes, avaient appris à flatter les rois ; l'orgueil et le
« faste royal ne pouvaient s'adoucir sur ce théâtre de la
« mort, et les porte-sceptre, qui ont fait tant de maux à la
« France et à l'Humanité, semblent encore, même dans la
« tombe, s'enorgueillir d'une grandeur évanouie. La main
« puissante de la République doit effacer impitoyablement
« ces épitaphes superbes, et démolir ces mausolées qui rap-
« pellent des rois l'effrayant souvenir. » Ajoutons que ce
rapporteur célèbre, qui avait présidé le procès de Louis XVI,
porta avec ostentation, en 1815, la décoration du Lys (*Rapport
de police*, 20 juillet, Arch. nat. F7. 3738), et que cet homme
qui n'avait jamais eu à la bouche que les grands mots :
« *Vivre libre ou mourir* », s'éteignit tranquillement dans son
lit à 85 ans, après avoir approuvé le coup d'État de brumaire
et exalté le premier Consul dans des écrits payés par Fou-
ché. Il fit paraître, sous le titre de *Mémorial anti-britan-
nique*, un journal qui, malgré la protection de Napoléon,
n'eut aucun succès.

[1] « La Convention nationale, après avoir entendu le rapport
« du Comité du salut public, décrète ce qui suit : Les tom-
« beaux et mausolées des ci-devant rois, élevés dans l'église
« de Saint-Denis, dans les Temples et autres lieux, dans
« toute l'étendue de la République, seront détruits le 10 août
« prochain. » Séance de la Convention, présidence de Danton, 31 juillet 1793. — Voir le *Moniteur*.

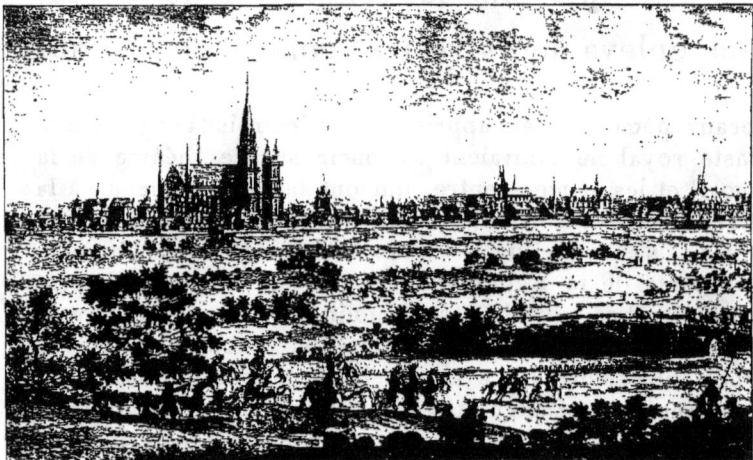

La ville de S.t DENIS en France avec la Royale Abbaye que le Roy Dagobert y fit bâtir ou les Rois de France sont inhumés et ou sont leurs magnifiques tombeaux, elle est a 2 lieües de Paris
1 Abbaye Royale de S.t Denis   2 Tombeau des Rois de la race de Valois   fait par Aveline Grav Graveur du Roy   ND Phot

« enlève dans son tombereau les boues et les
« ordures de nos cités.

« Il fut réservé à notre siècle de voir ce
« qu'on regardait comme le plus grand mal-
« heur chez les anciens, ce qui était le dernier
« supplice dont on punissait les scélérats,
« nous entendons la dispersion des cendres ;
« de voir, disons-nous, cette dispersion
« applaudie comme le chef-d'œuvre de la phi-
« losophie[1]. »

Et Chateaubriand poursuit : « On voyait
« autrefois, près de Paris, des sépultures
« fameuses entre les sépultures des hommes.
« L'abbaye gothique où se rassemblaient ces
« grands vassaux de la mort, ne manquait
« point de gloire : les richesses de la France
« étaient à ses portes ; la Seine passait à l'ex-
« trémité de sa plaine ; cent endroits célèbres
« remplissaient, à quelque distance, tous les
« sites de beaux noms, tous les champs de
« beaux souvenirs ; la ville de Henri IV et de

---

[1] *Génie du Christianisme*, 4ᵉ P., Chap. vi.

« Louis le Grand était assise dans le voisi-
« nage ; et la sépulture royale de Saint-Denis
« se trouvait au centre de notre puissance et
« de notre luxe, comme un trésor où l'on dépo-
« sait les débris du temps et la surabondance
« des grandeurs de l'empire français [1]. »

Les origines de la Basilique, destinée à
honorer la mémoire et le souvenir du martyre de l'apôtre des Gaules [2], la description
de ce majestueux édifice, témoin, resté debout, des plus glorieux faits de notre histoire, ne rentrent pas dans le cadre de cette
étude. Rappelons seulement que c'est au
grand abbé Suger qu'il appartient d'avoir
donné à ce monument, un des premiers spé-
cimens du style gothique à peine dégagé du
roman, sa forme et ses dimensions défini-
tives [3].

[1] *Génie du Christianisme*, 4ᵉ partie, chap. ix.

[2] Suivant M. Julien Havet, la colline de Montmartre n'aurait pas été le théâtre du martyre de saint Denis ; de nou-
veaux textes établiraient nettement que l'apôtre des Gaules
aurait été supplicié sur le territoire même de Saint-Denis.
Questions Mérovingiennes. Les origines de Saint-Denis, p.25.

[3] On attribue à sainte Geneviève l'honneur d'avoir, la per-

Ce qui frappe, quand on arrive au pied de la Basilique, c'est cette muraille sombre et crénelée qui forme la façade de l'édifice et lui donne le caractère d'une forteresse. Trois portes en plein ceintre donnent accès dans le porche intérieur ; le travail des chapiteaux, des voussures et des tympans est remarquable ; on retrouve dans les sculptures les thèmes favoris du moyen âge : l'histoire de la passion, la parabole des Vierges, la Résurrection, les travaux de l'année, jusqu'aux signes du zodiaque.

Il y a seulement soixante ans, cette façade était encore surmontée de deux tours, dont l'une, celle de gauche, se terminait par une flèche de pierre d'une hauteur prodigieuse qu'on démolit, en 1841, dans la crainte d'une catastrophe qu'inspirait son peu de solidité.

mière, élevé, à la fin du vᵉ siècle, une chapelle sur le lieu de la sépulture de saint Denis. Un siècle plus tard, ce petit oratoire était remplacé par une église plus importante. Mais ce fut sous Dagobert que l'importance et la magnificence de l'abbaye royale commença réellement. Le roi Pépin commença un nouvel édifice ; Charlemagne l'acheva et le fit consacrer en 775.

C'est la vue de cette flèche sépulcrale qui, attristant Louis XIV, lui fit abandonner Saint-Germain, pour aller habiter Versailles. Il ne reste plus aujourd'hui que la tour de droite, qui a conservé son aspect sévère du xiiᵉ siècle.

A l'intérieur, la hauteur de la nef, la merveilleuse hardiesse des voûtes, l'immensité de l'édifice donnent à l'église un caractère frappant de grandeur. Trois étages de verrières historiées versent dans cette nef splendide des flots de lumière[1]. Mais ce que le regard perçoit d'abord, c'est le labyrinthe de statues, de sarcophages, de mausolées, ces

---

[1] Malheureusement aujourd'hui les vitraux sont tous modernes, faibles de couleur et pauvres de dessin. Il n'y a plus que dans la chapelle de Saint-Pérégrin que l'on puisse voir des restes des admirables vitraux fabriqués sous la direction de l'abbé Suger. Les amateurs, qui cherchent encore le mystère de ces vieilles colorations, nous sauront gré d'une citation de Doublet, historien de l'abbaye, qui a recueilli, d'après les mémoires que Suger nous a laissés, les détails suivants sur leur fabrication. « Il raconte, écrit Doublet, et met entre les choses admirables advenues en ce superbe et magnifique monument, comment il a trouvé des faiseurs de vitres et compositeurs de verres de matière très exquise, à savoir des saphirs en grande abondance qu'ils ont pulvérizez et fondus parmi le verre pour donner la couleur d'azur, ce qui le ravissait véritablement en admiration. »

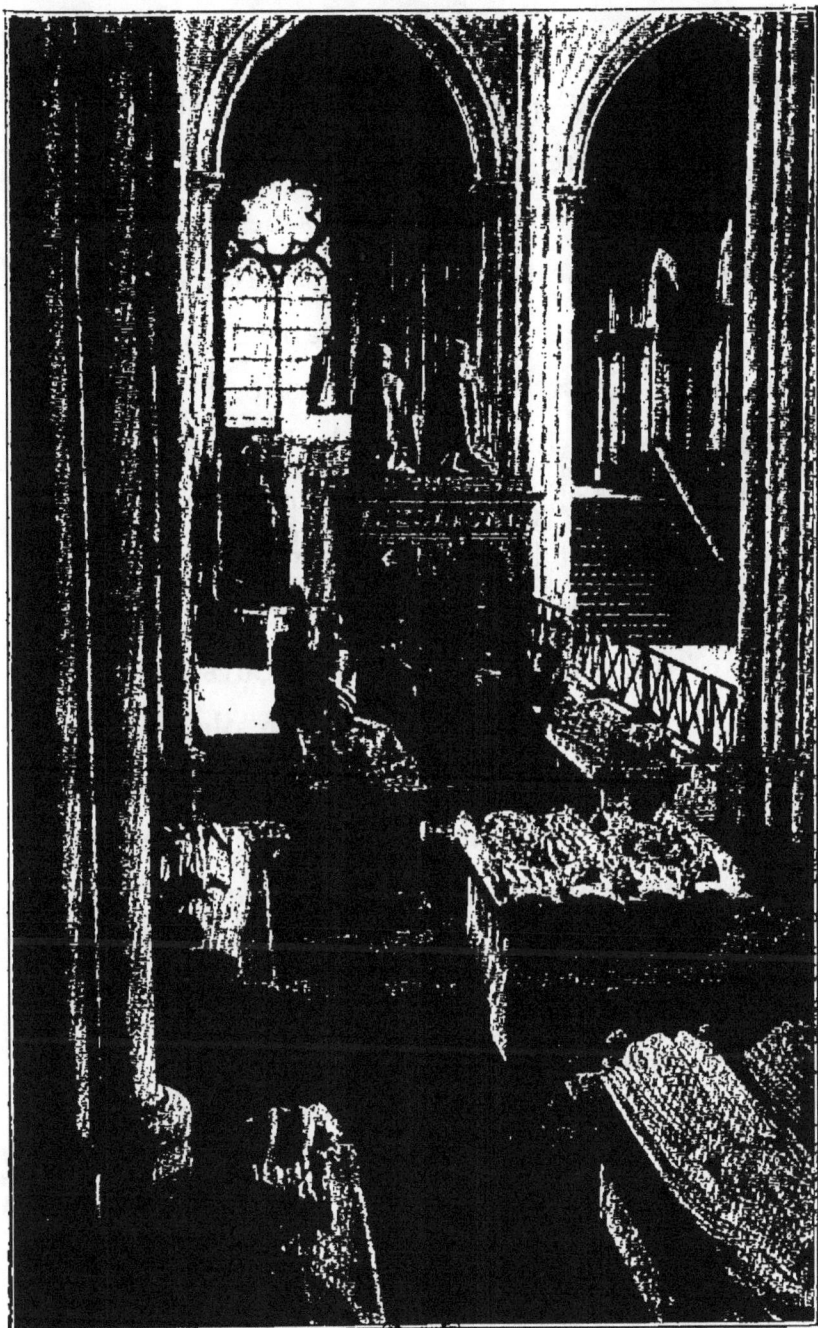

NB Phot.

VUE D'ENSEMBLE DES TOMBEAUX

spectres de monarques, tout ce défilé royal
de fantômes, qui racontent de si éloquente
façon l'histoire de l'antique Basilique, écrite
en marbre et en granit. Trois nefs parallèles
s'étendent jusqu'au transept ; quatre escaliers
de pierre montent au sanctuaire et à ses col-
latéraux. C'est sous cette partie de la Basilique que se trouve la galerie souterraine,
reste d'une église carlovingienne, qui, depuis
Henri IV, était le cimetière des Bourbons.

Depuis huit siècles, pas une pierre n'a
changé de place : là sont toujours les sept
chapelles circulaires qui ont été placées par
l'abbé Suger sous des invocations qu'elles
ont gardées ; au milieu, écrasé par l'édifice
qui le surmonte, le vieux caveau central, avec
ses murailles noircies, contenait jusqu'au
xvie siècle les châsses des saints patrons ;
ses piliers romans et ses chapiteaux grossiers,
frustes et lépreux, semblent certainement
antérieurs au xiie siècle ; et, tout autour,
le collatéral avec ses colonnes courtes et
vigoureuses, ses voûtes basses et humides,

indique bien, en entrant, que c'est là une demeure funèbre qui convenait au sommeil de Saint-Denis.

Les princes et princesses des deux premières dynasties, ensevelis dans la Basilique, n'étaient qu'en petit nombre. Bien qu'un fils de Childebert y ait été enterré, dit-on, en 580, Dagobert, mort en 638, fut le premier roi de France qui eut son tombeau dans l'abbaye royale. Après lui, Pépin, Charles Martel, Clovis II, Charles le Chauve y furent portés successivement. Mais depuis Hugues Capet, tous les rois de France furent inhumés à Saint-Denis, sauf trois, qui avaient désigné ailleurs leur sépulture : Philippe Ier, dans l'abbaye de Saint-Benoît-sur-Loire, dont il était le fondateur ; Louis VII, à Barbeau, près de Melun, et Louis XI, à Cléry. Saint-Louis y fit transférer aussi les cendres de plusieurs des premiers rois, inhumés dans différentes églises de Paris ; mais les diverses reconstructions ayant mutilé ou anéanti beaucoup de leurs monuments, il fit ériger des tombeaux sur leurs sépultures, ainsi que sur celles de ses prédécesseurs qui reposaient dans la Basilique depuis Dagobert. Ce n'est donc que du xiiie siècle que datent les plus anciens tombeaux.

Comme le fait très judicieusement remarquer un érudit archéologue, le baron de Guilhermy, « les effigies consacrées par saint Louis à la mémoire des anciens rois ne peuvent être considérées comme des portraits. La première statue qui paraisse attester une étude de la physionomie, une recherche de la ressemblance est celle de Philippe le Hardi. L'usage d'élever un tombeau à chaque prince, aussitôt après sa mort, s'est maintenu jusqu'à Henri III. La Chapelle des Valois était le dernier monument funéraire de la monarchie. En vain, après la mort de Henri IV, la reine régente fut-elle suppliée de faire construire à ce grand prince un tombeau digne de lui et de la France ; ce vœu si légitime ne reçut pas d'accomplissement. La coutume prévalut, dès lors, de ne plus élever de monument à aucun

des princes de la Maison des Bourbons dont
les corps étaient portés à Saint-Denis. Le
sanctuaire de la crypte devint le caveau
royal. Des cercueils de plomb, posés sur des
tréteaux de fer, y formaient, en 1793, deux
longues lignes qui ne laissaient entre elles
qu'un étroit passage. Le nombre des corps
était de cinquante-quatre, depuis Henri IV
assassiné en 1610, jusqu'au Dauphin, fils aîné
de Louis XVI, mort le 4 juin 1789[1]. »

A côté des sépultures royales, plusieurs
personnages, célèbres par leur vaillance pour
l'Église ou pour leur roi, avaient été inhumés
dans la Basilique : les uns comme Suger, le
cardinal de Bourbon, Mathieu de Vendôme
et le cardinal de Retz, par un privilège
accordé à leur dignité d'abbé[2] ; les autres,
comme Duguesclin, Bureau de la Rivière,
Armand de Guilhem, seigneur de Barbazan, le

---

[1] Baron de Guilhermy. *L'Abbaye de Saint-Denis.* — Arnoult-
Lépine, 1891.

[2] Les simples religieux avaient leurs tombeaux sous les
voûtes mêmes du cloître.

connétable Louis de Sancerre et Turenne, en vertu d'une faveur octroyée à leurs brillants exploits.

Louis XV, le dernier roi descendu dans cette crypte, attendait sur les degrés du souterrain l'arrivée de son successeur. Mais déjà la crypte était pleine, et le gouvernement de Louis XVI songeait à établir une nouvelle sépulture, faute de place. La Révolution allait se charger de déblayer la galerie.

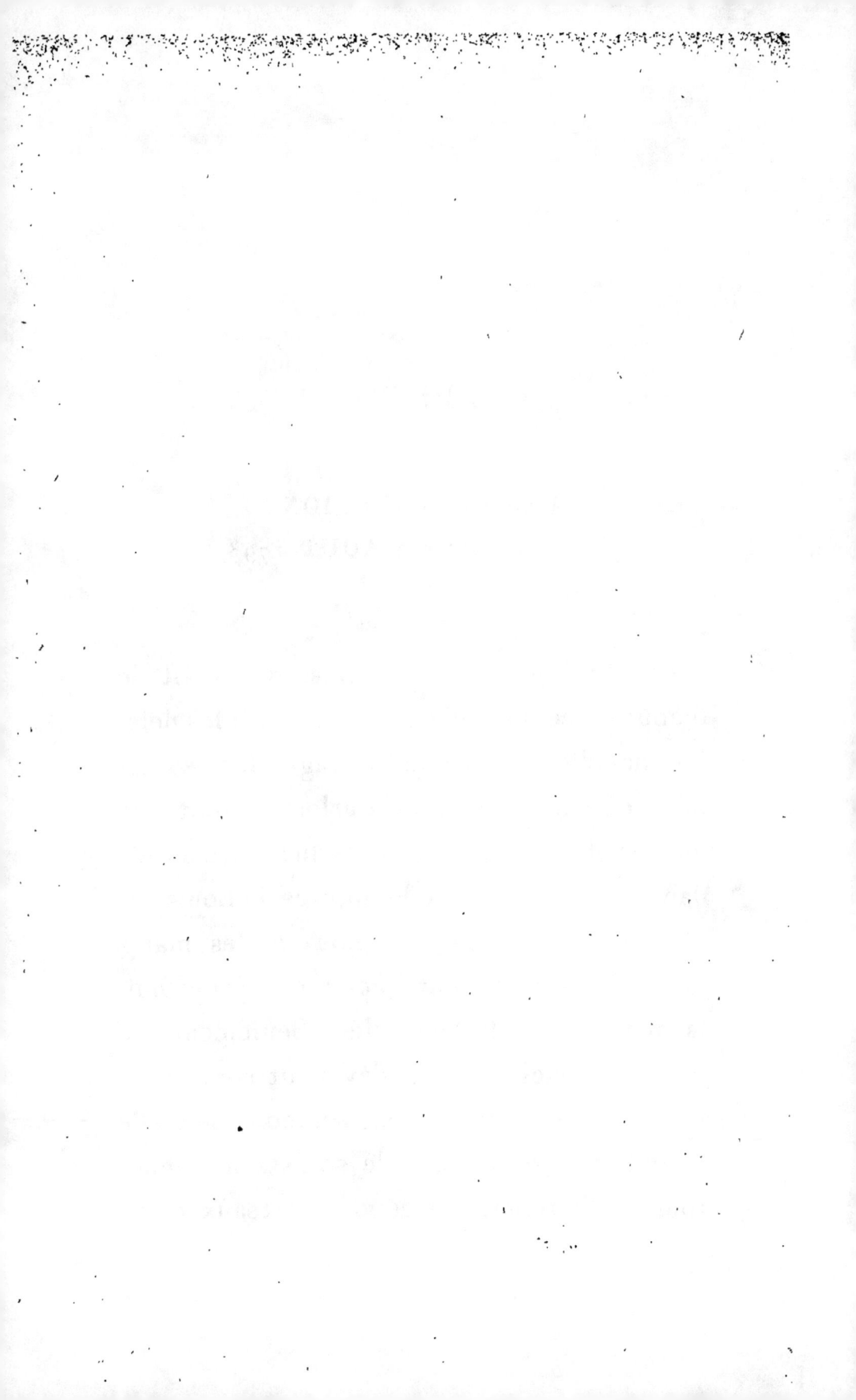

CHAPITRE II

LES DESTRUCTIONS
DES 6, 7 ET 8 AOUT 1793

La physionomie de la Basilique était le 6 août 93 ce qu'elle est aujourd'hui : les nefs, les chapelles n'ont point changé ; les cénotaphes de Clovis II et de Carloman sont aux mêmes places, à quelques pas du maître-autel ; dans le croisillon nord, les figures de Louis XII et de la reine Anne, à genoux et les mains jointes, surmontaient, comme aujourd'hui, la plate-forme du mausolée. Seulement, ce jour-là, la vieille église s'éveillait soudain de sa morne et majestueuse somnolence : elle était toute grouillante de soldats à bonnet rouge, d'ouvriers armés de marteaux et de leviers[1], de groupes nombreux avides de voir.

Un homme était là, un témoin oculaire qui nous a laissé une relation fort précieuse des événements[2]. C'était un ancien religieux de

[1] « Les ouvriers étaient dirigés par un entrepreneur connu, Scellier, sous la surveillance des commissaires de la Convention, des délégués de la Commission des Arts et de préposés de l'administration municipale ». *Manuscrit de Gautier*, organiste de l'Abbaye. Bibliothèque nationale, sous la cote M. Fr. 11681. Ajoutons que parmi les membres de la Commission des Arts figuraient Alexandre Lenoir dont nous parlerons plus loin, et deux médecins, les citoyens Thourel et Puison.

[2] « *Journal historique de l'extraction des cercueils royaux, dans l'Église de Saint-Denis, fait par le citoyen Druon, ci-devant bénédictin.* » Ce récit, signé de lui, forme un cahier de 16×20 de dix feuillets, d'une grosse écriture droite et serrée, contenant dix-huit pages de texte et quelques lignes seulement au verso du dernier feuillet, paraphé en marge de la première page et au bas de la dernière : « Penthoin, Dombray, Canet, le 18 janvier 1807 », et portant au bas de la dernière page encore : « J'ai trouvé et pris ce journal chez un ci-devant révolutionnaire, le 3 janvier 1804. »
Cette pièce est inscrite, aux Archives nationales, sous la cote AE[1] 15 et renfermée dans l'armoire de fer avec les pièces les plus précieuses, munies de sceaux d'or et d'argent, le testament de Napoléon Ier, les étalons du mètre et du kilogramme.
Dans la même liasse se trouvent trois autres manuscrits autographes :
1° L'un est de feu dom Laforcade, ancien religieux de l'Abbaye de Saint-Denis, portant sur la couverture cette mention : « Ce manuscrit a été remis par les maire et adjoints de la ville de Saint-Denis, entendus comme témoins, le 13 janvier 1817 ». Il contient le récit des exhumations à peu près dans les mêmes termes que le manuscrit de dom Druon, avec

l'Abbaye, dom Druon, qui assista à l'œuvre
profanatrice : attentif, prudent, silencieux, il
en suivit tous les détails, la plume à la main,
et en dressa le journal avec le relief saisis-
sant des choses vues[1]. C'est à lui qu'est due
la relation émouvante de l'ouverture et de la
profanation de ces grands sépulcres ; on ne
le vit s'en éloigner que quand l'œuvre fut

quelques renseignements sur l'exhumation de Turenne et une
page de réflexions philosophiques et religieuses au dernier
feuillet.

2º Le deuxième est pour ainsi dire une copie presque tex-
tuelle du manuscrit de dom Druon, avec une addition importante et précieuse sur l'exhumation de Turenne. Il porte sur
la couverture la mention suivante : « Procès-verbal communiqué par Monsieur Tinthouin, officier de la garde nationale
de Saint-Denis. » — « Le journal de Tinthouin avait été trouvé
parmi les papiers d'un sieur Boneufaux, ancien secrétaire du
district de Saint-Denis ». *Procès-verbal du 8 janvier 1817.*
Arch. nat. AE[1] 15.

3º Et un manuscrit donnant le détail des destructions du
mois d'août, et, à la suite, la relation littérale de dom Druon,
portant cette mention sur la couverture : « Ce manuscrit a
été confié à mon fils par M. l'abbé de Verneuil, curé de Saint-
Denis, le 6 janvier 1817. » Il a été relaté en entier par Chateaubriand dans ses notes du *Génie du Christianisme.*

[1] Ce ne fut pas sans quelque difficulté que dom Druon parvint à rédiger son journal. Gautier parle « des disgrâces qu'il
a éprouvées des cannibales. Dom Druon mourut à Saint-
Denis, le jeudi 2 juin 1796. » *Mémoires de Gautier, dernier
organiste de l'Abbaye.* Exemplaire de la Bibliothèque de
Saint-Denis, p. 120.

achevée. Bien qu'un peu trop tracé avec la
rigidité d'un procès-verbal, son récit est, néanmoins, du plus grand intérêt. C'est lui que
nous allons suivre[1], en élaguant certains détails superflus et en comblant les lacunes à
l'aide de nombreuses notes émanant toutes
de témoins oculaires.

Est-il utile de rappeler que nous n'avons
pas entrepris la description des effigies et des
monuments qui exigerait à elle seule tout un
volume, et que notre but est seulement d'en

---

[1] A l'exception de notre érudit confrère le Docteur Robinet,
tous les auteurs qui citent ce document, ceux du moins que
nous avons consultés, font une erreur grossière au sujet du
signataire du journal : les uns, comme d'Heylli, Viollet-le-
Duc et de Guilhermy, citent dom Poirier comme auteur du
rapport ; d'autres, comme Mme d'Ayzac, nous donnent dom
Poirier et dom Puthod de Maison-Rouge comme témoins
oculaires de la dévastation et auteurs de la relation.

Cette erreur vient d'une confusion qui s'est faite dans
l'esprit des historiens *qui n'ont pas consulté les documents
originaux*, mais seulement la table des documents des Archives qui contiennent deux rapports sur la dévastation : le
premier, celui de dom Druon qui seul a trait aux exhumations, et le second, celui de Poirier, Mouchi, Puthod et Moreau, commissaires du gouvernement, qui furent chargés de
surveiller les travaux de destruction des monuments et qui
rédigèrent un rapport le 14 août 1793 sur la destruction seulement des tombes royales. Il figure aux Archives nationales,
vitrine 122 n° 1374.

retracer la destruction ? Disons pourtant que, sous l'habile direction de Viollet-le-Duc, les tombeaux échappés au massacre ont repris ou à peu près leur place primitive dans la Basilique et que les statues de pierre d'empereurs carlovingiens qu'on voit dans la crypte ont été sculptées du temps de Napoléon Ier pour une chapelle qui ne fut pas construite.

Les premiers coups de marteau étaient donnés le 6 août 1793. Chose digne de remarque ! le premier tombeau que rencontra le marteau des démolisseurs fut la chapelle funéraire du fondateur de l'Abbaye, de Dagobert inhumé dans l'église le 16 janvier 638. Cet élégant monument ogival occupait, comme aujourd'hui, une place d'honneur à côté de l'épître.

Les ouvriers brisèrent la statue couchée du roi[1] ; mais ils respectèrent celles debout de Nanthilde et de leur fils Clovis II. On conserva également le bas-relief à trois étages représentant, dans un ordre ascensionnel, la

---

[1] Celle que l'on voit aujourd'hui est due à M. Geoffroy-Dechaume.

vision légendaire qu'un saint solitaire eut à son sujet [1], « parce que — style de l'époque — ce morceau de sculpture pouvait servir à l'histoire de l'art et à celle de l'esprit humain. »

On n'ouvrit pas le cercueil : sa profanation devait faire partie des journées d'octobre.

Sans perdre de temps, les ouvriers passèrent aux tombeaux de Clovis II et de Charles-Martel. On ne brisa pas les statues qu'on se contenta de desceller. Sous la dalle tumulaire des cercueils en forme d'auge ne contenaient que quelques os à peine reconnaissables et un peu de cendre.

On souleva ensuite la statue de Pépin le

---

[1] Voici le résumé de cette légende : un saint, dont l'ermitage était situé non loin d'une bouche de l'enfer, avait vu passer une nacelle dans laquelle une troupe de démons emportait aux tourments l'âme de Dagobert, accablée de douleurs et chargée de fers. Ce dernier n'avait d'autres ressources que d'invoquer les trois saints auxquels il avait montré le plus de dévotion, Denis, Maurice et Martin. Accourus tout à coup, ils arrachèrent des mains infernales l'âme du dévot roi et la portèrent au ciel où la sculpture figure la main de Dieu sortant d'un nuage pour la recevoir. (Gestes de Dagobert, 44. — Chronique de Saint-Denis, V, 19.)

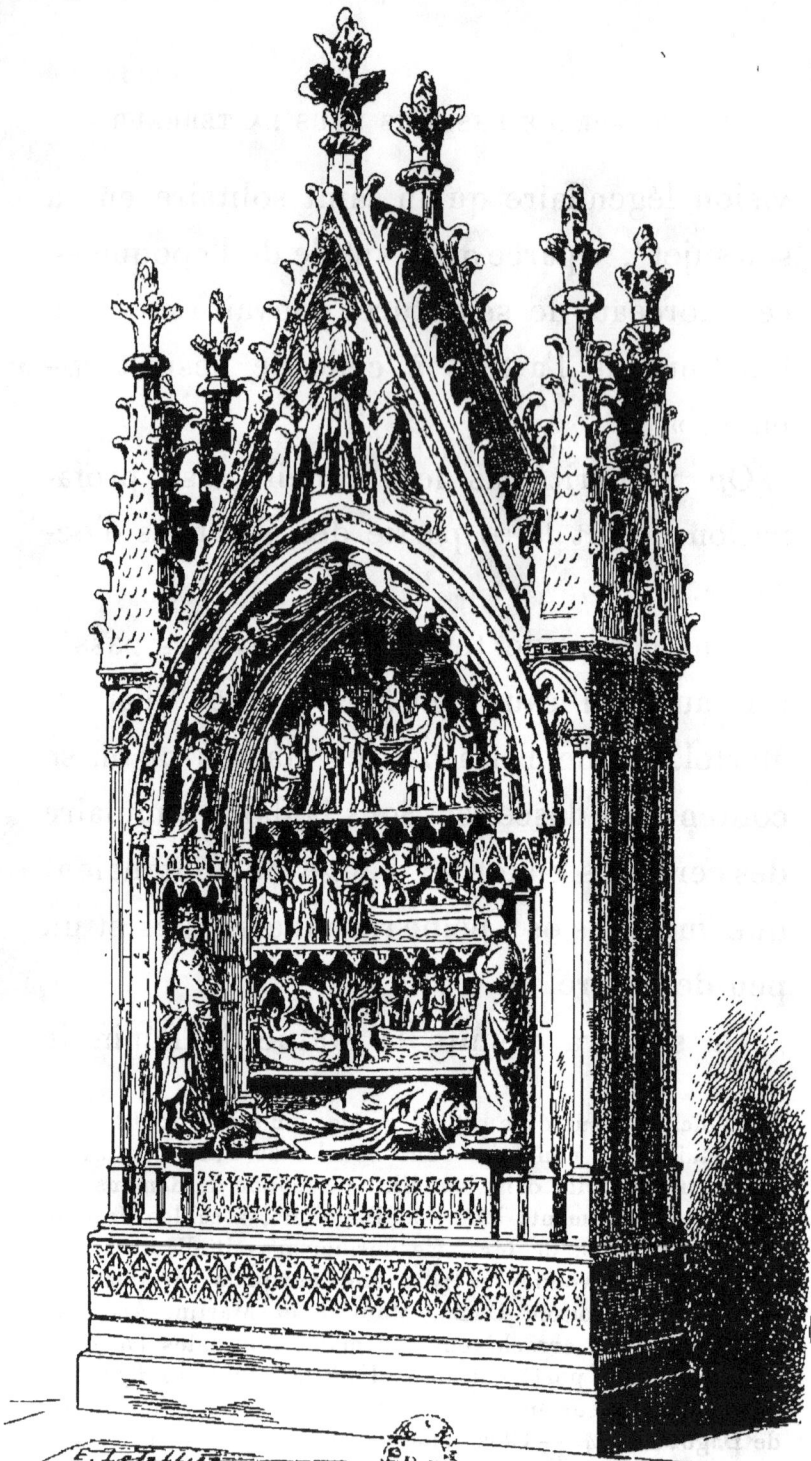

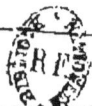

TOMBEAU DE DAGOBERT.

Bref : un cercueil de pierre, grossièrement taillée, contenait un peu de cendre et quelques fils d'or, vestiges des vêtements consumés. C'est tout ce qui restait du premier roi de la dynastie carlovingienne, après un peu plus de mille ans.

Puis, ce fut le tour des tombes de Berthe, femme de Pépin, dont le nom fut si aimé et si populaire ; de Carloman, frère de Charlemagne ; d'Hermentrude ; de Louis III et de son frère Carloman, ce Nemrod français qui s'était fait tuer par un sanglier à quelques lieues de la basilique ; d'Hugues le Grand ; d'Hugues Capet ; d'Henri Ier ; de Louis le Gros ; de son fils Philippe et de Constance de Castille.

Elles contenaient des cercueils d'environ trois pieds de long, recouverts d'une pierre en dos d'âne ; tous ne renfermaient que des ossements.

Une lame de plomb, apposée sur chaque cercueil, donnait le nom du défunt et la date de son décès, très lisibles encore.

On songe au vers de V. Hugo :

> Et voyez la poussière
> Que fait un empereur !.......
> Savez-vous ce qu'un jour il en reste ? — O démence !
> Cette pierre ! et du titre et du nom triomphants ? —
> Quelques lettres, à faire épeler des enfants !

Dans le cercueil de Constance de Castille, pourtant, on trouva son sceau d'argent de forme ogivale pesant trois onces et demie. Il fut déposé à la municipalité[1].

On soulevait le 7 août les statues de marbre de Philippe le Hardi[2] et d'Isabelle d'Aragon. L'inscription qu'on lit au-dessous de la dalle de marbre noir qui supporte la statue de la reine et qui fut respectée par les ouvriers mérite d'être reproduite, comme la plus ancienne épitaphe rimée en français qu'il y eût à Saint-Denis.

[1] Il se trouve actuellement au Cabinet des Antiques de la Bibliothèque Nationale, salle de la Renaissance.

[2] Rappelons l'opinion émise par les archéologues, en particulier le baron de Guilhermy, que cette effigie ouvre la série authentique des portraits des rois de France à Saint-Denis.

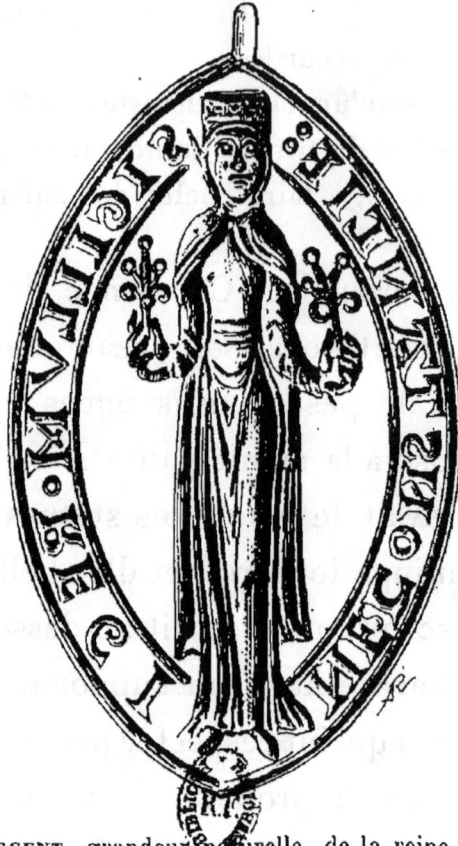

SCEAU EN ARGENT, grandeur naturelle, de la reine Constance de Castille, femme de Louis VII : trouvé dans le cercueil de cette princesse.

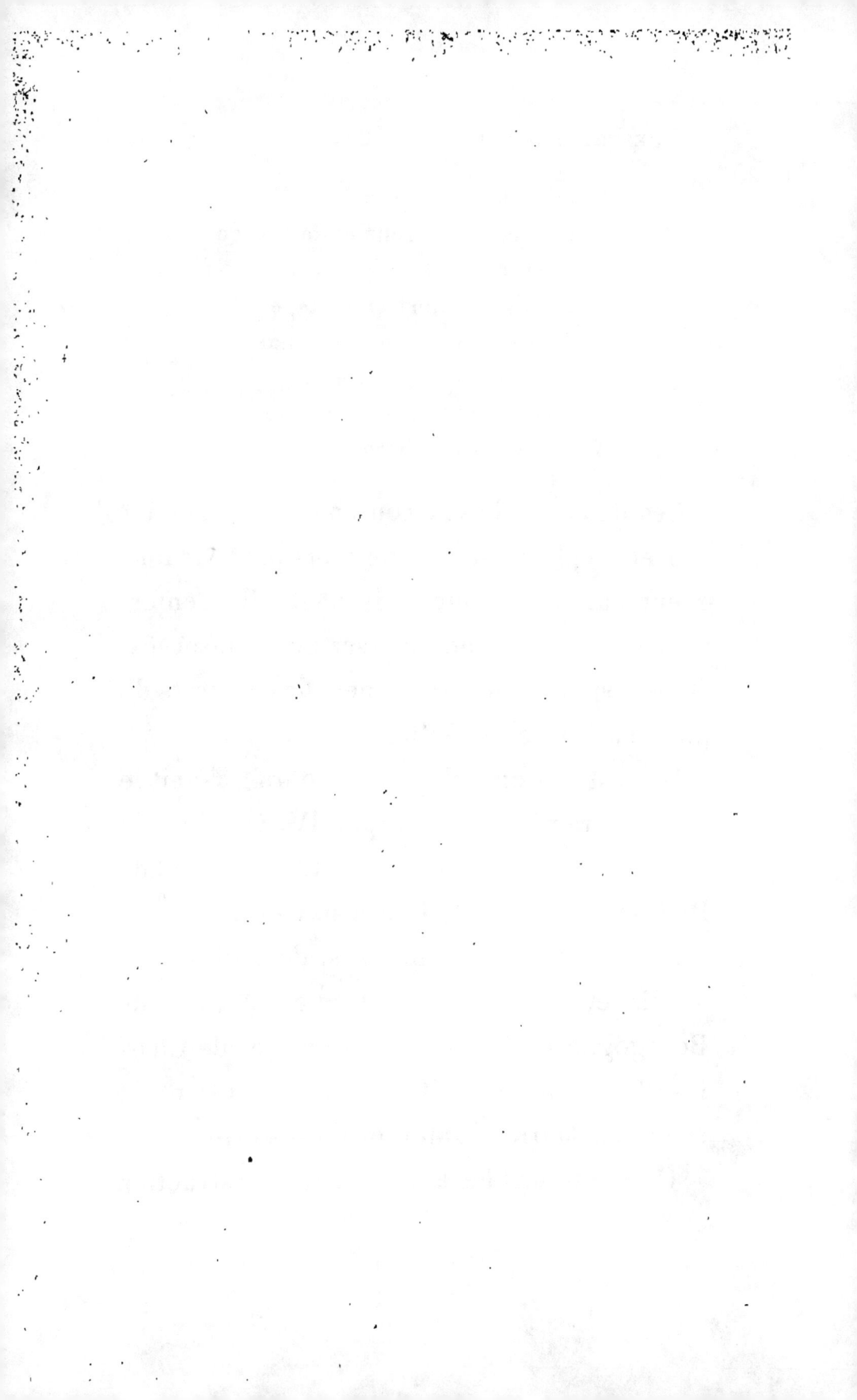

Dysabel lame ait paradys
Dom li cors gist souz ceste ymage
Femme av roi Phelipe ia dis
Fill lovis roi mort en cartage
Le iovr de sainte agne seconde
L'an mil CC dis et soisente
A cysance fv morte av monde
Vie sanz fin dex li consente

Ces deux tombeaux contenaient chacun un coffret de plomb d'environ trois pieds de longueur sur huit pouces de haut. Ils renfermaient leurs ossements assez bien conservés. On transporta immédiatement les coffrets de plomb à l'Hôtel de Ville.

La destruction suivait son cours : c'était le tour des tombes de Philippe IV, de Louis le Hutin, de son fils Jean, de sa fille Jeanne, de Philippe le Long, de Charles IV et de Jeanne d'Évreux, de deux princesses, de Philippe de Valois et de ses deux femmes, Jeanne de Bourgogne et Blanche de Navarre, de Charles V, de Charles VI, de Charles VII et de sa femme Marie d'Anjou et du roi Jean.

On continua l'hécatombe par la destruction

du massif du monument de Charles VIII, dont
l'effigie et les quatre anges qui entouraient
l'édifice funèbre avaient déjà été enlevés
en 1792[1].

On descella, pour finir, les marbres de
Henri II et de Catherine de Médicis qui se
trouvaient dans la Chapelle de Notre-Dame-
la-Blanche[2], l'un et l'autre, en costume d'ap-
parat, couchés sur un lit recouvert de lames
de cuivre doré, aux chiffres des époux : la
reine encore jeune et belle, évoquant, au
milieu du massacre des sépulcres, un règne
aussi où la mort était à l'ordre du jour, où
l'on convertissait à coups d'arquebuse, où les
parfums de René, la lame effilée des gen-
tilshommes et la massue de Boehm étaient
des armes d'État.

En même temps, on descendait dans la Chapelle de Turenne le monument de Duguesclin représentant le connétable couvert de

---

[1] Le mausolée de ce prince, où il était représenté de
grandeur naturelle et en bronze, fut porté à la fonte.

[2] Ces figures, en marbre blanc, sont l'une des plus belles
œuvres du ciseau de Germain Pilon.

fer, les mains jointes, portant à l'œil la marque d'un coup de lance de l'ennemi.

Ces destructions accomplies du 6 au 8 août
1793 n'étaient que le lever de rideau ; la
grande pièce allait commencer le douze
octobre.

Le nombre des monuments démolis s'élevait à cinquante et un. On n'avait pas travaillé de main morte : en trois jours on avait
détruit l'ouvrage de douze siècles. Encore
quelques semaines de profanation et Chateaubriand aura le droit de s'écrier : « Elles ne
sont plus, ces sépultures ! Les petits enfants
se sont joués avec les os des puissants monarques ; Saint-Denis est désert, l'oiseau l'a
pris pour passage, l'herbe croît sur ses autels
brisés ; et au lieu du cantique de la mort qui
retentissait sous ses dômes, on n'entend plus
que les gouttes de pluie qui tombent par son
toit découvert, la chute de quelque pierre
qui se détache de ses murs en ruine, ou le
son de son horloge, qui va roulant dans

3

les tombeaux vides et les souterrains dévastés[1]. »

Les cendres des rois et des reines furent déposées dans une fosse creusée dans un terrain attenant au nord de l'église, qu'on appelait la Cour ou Cimetière des Valois. Au xvi° siècle, on avait construit sur cet emplacement une somptueuse chapelle en forme de rotonde, où reposaient, avec d'autres princes, le roi Henri II et la reine Catherine de Médicis[2]. En 1719, ce monument qui menaçait ruine, fut démoli. Une partie des colonnes corinthiennes, qui décoraient à l'extérieur la Chapelle des Valois, servirent à composer au parc Monceau cette ruine factice dont les promeneurs admirent aujourd'hui le pittoresque, sans se douter probablement de l'origine[3].

[1] *Loco citato.* — 4° partie, chap. IX.

[2] On y accédait par la porte de sortie de la croisée du transept.

[3] C'est à quelques mètres de ces ruines que furent entassés dans des fosses les restes de Danton, Camille Desmoulins,

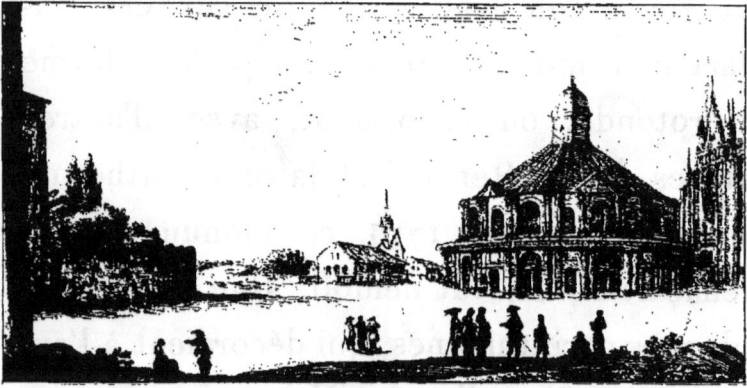

Vue de la Sépulture des Valois à Saint Denis.

Schuster fecit

Isaac ex.

92

ND Phot

Les monuments de métal avaient été tous sacrifiés : témoin celui de Charles le Chauve, grande tombe en cuivre qui supportait son effigie en ronde bosse, couchée, encensée par deux anges et gardée par quatre docteurs de l'Église. Sept lampes d'argent brûlaient jour et nuit par fondation de l'empereur autour de cette sépulture[1]. Un décret spécial avait ordonné la fonte de ces monuments, pour en faire des bouches à feu destinées à foudroyer les ennemis de la République.

Les grands mausolées de Louis XII, de François Ier, de Henri II, de Turenne, restèrent quelques semaines encore dans la Basilique. Plus tard, ils allèrent rejoindre dans le

Lucile, Chaumette, Robespierre, Saint-Just, Lebas et tant d'autres. — Michelet. *Les Cimetières de la Terreur.*

[1] D'Ayzac, *loc. cit.* « En vertu du décret de l'Assemblée nationale du 16 août 1792, les bronzes qui étaient dans les différents édifices du royaume tels que mausolées et autres objets, surtout ceux qui concernent les rois, seront retirés et convertis en bouches à feu ; en conséquence le vendredi 17 et le samedi 18 août on a retiré de l'église Saint-Denis le tombeau de Charles le Chauve, qui était en cuivre... le tombeau de Charles VIII... et le tombeau d'Harman de Guillem, seigneur de Barbazan... Il était en bronze. » Gautier, *loc. cit.*, p. 112.

cimetière les autres tombeaux en partie mutilés ou détruits, exposés aux injures du temps.

Plusieurs tombeaux furent totalement brisés, comme ceux du roi Eudes et de Hugues
Capet ; on en prit d'autres, au hasard, pour
en composer une montagne symbolique, au
sommet de laquelle se trouvait une statue de
la Liberté, en face le portail de l'église[1].

Et ce ne dut pas être un spectacle banal de
voir le 19 vendémiaire an III (10 octobre 1794,
style esclave) les restes de Rousseau, qu'on
portait au Panthéon, s'arrêter à Saint-Denis
au pied de cette montagne symbolique[2], pour
entendre le maire de la commune, le citoyen
Pollart[3], debout entre une statue de Carloman
et une effigie de Clovis II, prononcer un dis-

[1] Nous possédons un curieux croquis de Percier, fait sur
place, et qui montre cet amas étrange de monuments empilés
confusément.

[2] Bournon, *Saint-Denis*, 1892.

[3] Pollart, élu maire 1792 — 22 fructidor an V. « Le maire
d'alors était un ci-devant religieux bénédictin de l'Abbaye de
Saint-Denis, dont je parlerai ailleurs, lequel fut nommé député
au conseil des Cinq-Cents, en germinal de l'an six de la
République ou avril 1798 vieux style pour un an seulement,
il se nommait Pollart. » Gautier, *loc. cit.*, p. 123.

cours ému sur les vertus du sage Caton et de
l'impétueux Brutus, l'âge d'or de la philosophie et le bonheur du genre humain. L'histoire ne nous le dit pas, mais l'on dut chanter,
pour finir, un Hymne à l'Humanité, et les
larmes durent couler des yeux des vieillards
qui pouvaient se croire transportés en Arca-
die.

Toujours est-il que le plus grand nombre
des statues de pierre et de marbre furent
sauvées de la destruction[1]. Un homme s'était
présenté, dont le nom doit rester honoré par
tous les amis des arts, qui fut en quelque
sorte leur providence au milieu des tour-
mentes qui bouleversaient le sol de la patrie
et dont le courageux dévouement ne saurait
être assez vanté, Alexandre Lenoir[2], qui les

----

[1] « Vingt-trois statues de pierre et 24 en marbre détachées
des monuments détruits étaient déposées dans le cimetière des
Valois. » *Rapport des commissaires déjà cité*, Archives nationales, vitrine 122, n° 1374.

[2] Alexandre Lenoir, archéologue, né à Paris 1761-1839.
Parmi ses ouvrages, citons le *Musée des monuments français*,
qui contient un récit des dévastations de Saint-Denis, auxquelles il assista au nom de la Commission des Arts. Ce récit,

revendiqua, au nom de la commission des
arts, pour le musée des monuments français
dont l'Assemblée nationale avait décrété la
création dans l'ancien couvent des Petits-
Augustins[1], et dont il était conservateur. Il
ne tarda pas à justifier ce titre, en s'opposant,
au péril de sa vie, à la destruction du mausolée du cardinal de Richelieu : il fut alors
blessé d'un coup de baïonnette à la main

qui n'est que la reproduction littérale du manuscrit de dom
Druon, offre un grand intérêt par les interpolations qu'y a
faites A. Lenoir, pour le compléter, mais sans rien modifier du
texte original. On voit à Carnavalet un portrait d'A. Lenoir
dessiné au crayon par David.

[1] Fondé en 1606 par Marguerite de Valois, là où est actuellement l'École des Beaux-Arts. La plupart des monuments
funéraires étaient installés dans un vaste jardin qu'on appelait
l'Elysée. C'est là que Lenoir déposa les mausolées de Saint-
Denis échappés à la destruction et qu'il réunit, dans des
sarcophages de sa composition, les restes de Turenne, de
Molière et de La Fontaine. « Il alla aussi exhumer à Nogent-
sur-Seine les dépouilles mortelles d'Héloïse et Abailard, et
fit construire avec les débris du Paraclet une chapelle gothique où il déposa les ossements de ces amants malheureux.
Tout dans ce séjour des morts respirait l'antiquité ; les cours
qui conduisaient au jardin étaient décorées et formées, en
quelque sorte, avec les démolitions des châteaux d'Anet, de
Gaillon et d'un cloître gothique qu'il avait achetés à des
démolisseurs ». Le Bas. *Dictionnaire encyclopédique*, 1843.
C'est à lui qu'on doit encore, en 1820, la restauration du
Palais des Thermes.

droite². C'est du musée des monuments français que les tombes royales revinrent en 1816
dans la Basilique, quand une ordonnance
royale du 24 avril prescrivit la fermeture du
musée historique.

² Le Bas, *loc. cit.*

CHAPITRE III

LES JOURNÉES D'OCTOBRE

La destruction et l'ouverture des tombeaux poudreux des Mérovingiens et des Carlovingiens n'avaient pas produit à Saint-Denis une sensation profonde. Ce Clovis II, ce Pépin le Bref, ce Carloman semblaient des mythes. C'était si loin ! Ces fantômes de l'antique monarchie, avec leurs effigies gothiques, les mains jointes et les yeux fermés, avaient depuis longtemps l'oubli pour second linceul. Leurs tombeaux ne contenaient que quelques ossements desséchés, et en les ouvrant on n'avait respiré qu'un peu de poussière des temps passés. Plus impressionnantes allaient être les journées d'octobre : les événements

avaient écrit sur les tombes des Bourbons
des dates plus ineffaçables.

Le samedi au matin, 12 octobre 93, les
mêmes ouvriers que nous avons vus à l'œuvre
dans les chapelles hautes de la Basilique
étaient accompagnés, cette fois, d'un « commissaire aux plombs », en frac noir et cha-
peau à cocarde tricolore, et descendaient,
avec des lanternes, dans la galerie souterraine, pour pénétrer dans le caveau des Bourbons. Ce caveau qui a seize mètres de longueur sur six de largeur [contenait, nous
l'avons dit, les restes de Henri IV et ceux de
toute sa postérité, placés un à un dans ce
rendez-vous de famille depuis 1610. C'était
chose difficile de pénétrer « dans cet empire
du néant de la gloire humaine et du triomphe
de la mort [1]. » Trois dalles, dans la nef, à
côté des tombes de Philippe le Hardi et d'Isabelle d'Aragon, fermaient l'entrée du caveau
royal entièrement muré du côté de la crypte [2].

[1] D'Ayzac, *loc. cit.*
[2] C'est là qu'était la représentation permanente du cercueil

Cette ouverture supérieure se prêtant mal à l'œuvre de destruction qu'on allait entreprendre, les ouvriers pratiquèrent, non sans peine, une brèche entre deux colonnes à chapiteaux carlovingiens, et, au bout de quelques heures de démolition, ils pénétraient dans l'enceinte funèbre.

Ce dut être un saisissement religieux.

Cinquante-quatre cercueils de bois de chêne, « couverts d'une application de velours ou de moire rayée d'une croix de tissu d'argent[1] », étaient posés sur des tréteaux de fer, rongés par la rouille.

Henri IV, Louis le Juste, Louis XIV, Anne d'Autriche dormaient là ! A la lueur des lampes, le premier objet qui frappa les yeux fut, au bas du degré, le cercueil du dernier roi décédé, attendant sur un socle de pierre l'arrivée de son successeur, de celui qui, avec ses philosophes et ses favorites, avait

du dernier roi décédé, reproduction exacte du cercueil d'une proportion grandiose, dressé sur un socle de deux pieds.

[1] D'Ayzac, *loc. cit.*

commencé l'œuvre de destruction que les
ouvriers de la mort allaient achever en bri-
sant tous ces cercueils.

On commença par tirer celui de Henri IV,
mort le 14 mai 1610, à l'âge de 57 ans.

Quels avaient été les ravages de la mort
pendant les deux siècles qui venaient de
s'écouler ?

La première enveloppe de chêne fut brisée à coups de marteau ; puis l'on ouvrit
avec le ciseau le cercueil de plomb ; on
souleva le suaire blanc encore intact, et le
corps du roi apparut admirablement conservé, avec sa barbe presque blanche, les
traits à peine altérés.

C'était bien sa tête noble et chevaleresque :
il semblait dormir.

On le dressa contre un pilier, au bas des
marches de la crypte où il demeura jusqu'au lundi 14 octobre. Chacun eut la liberté
de venir le contempler. « Un soldat, mû par
un martial enthousiasme, se précipita sur le
cadavre du vainqueur de la Ligue, et, après

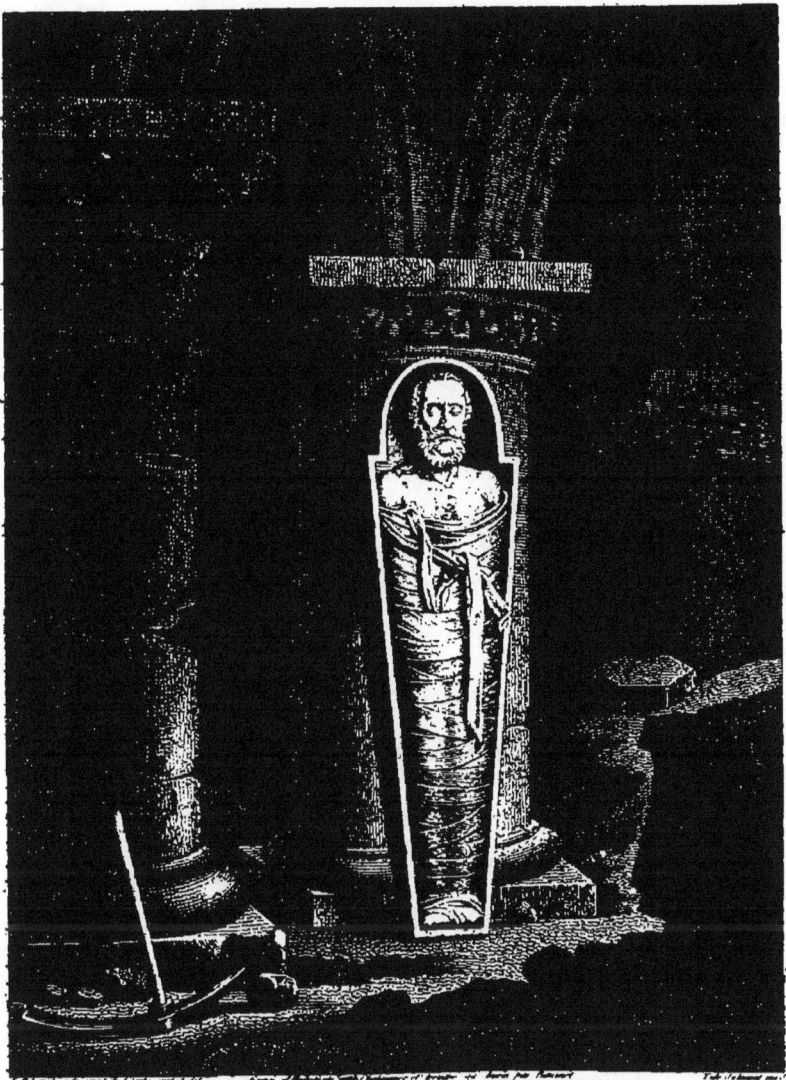

HÉNRI IV EXHUMÉ.

Dédié au Roi.

Cl. Reymond.

un long silence d'admiration, il tira son sabre, lui coupa une longue mèche de sa barbe qui était encore fraîche, et s'écria en même temps en termes énergiques et vraiment militaires : « Et moi aussi je suis soldat fran- « çais ! Désormais, je n'aurai plus d'autre mous- « tache », et plaçant cette mèche précieuse sur sa lèvre supérieure : « Maintenant je suis sûr « de vaincre les ennemis de la France, et je « marche à la victoire ! ». Il se retira »[1]. On mit le corps du roi debout sur une pierre : une femme, à la figure haineuse, voulut bra- ver le cadavre du vainqueur d'Ivry qui était là, adossé contre un pilier, avec sa barbe grise, la figure pâle et les dents serrées. Elle s'avança le poing tendu vers le visage du roi, le souf- fleta et le fit tomber par terre[2]. Un assistant ne craignit pas d'enlever deux dents au cada- vre desséché, un autre d'arracher une manche de sa chemise qu'il promena dans l'église,

[1] Alexandre Lenoir. *Musée des monuments français.* Le mérite de ce détail est d'émaner d'un exécutant, témoin ocu- laire, absolument digne de foi.

[2] Poujoulat. *Histoire de la Révolution,* 1847.

fier comme un soldat qui a conquis un drapeau [1].

Chose étonnante, un sculpteur présent fit
sur le cadavre du roi, cent-quatre-vingt-trois
ans après la mort, le moulage de sa tête qu'un
laps de deux siècles n'avait nullement altérée[2].
Ce masque pris par des mains révolution-

---

[1] *Journal de Paris*, 29 août 1814.

[2] Citons, au sujet du moulage de la tête du roi, un extrait
d'une lettre adressée à M. Claretie en 1866, et rapportée par
M. G. d'Heylli. *Les Tombeaux de Saint-Denis*, 1872.

« Souvent j'ai entendu parler de la violation des tombeaux
à Saint-Denis.

« A cette époque, un officier municipal fut envoyé par la
commune de Paris pour extraire les rois des caveaux et les
jeter dans un trou de chaux. Cet officier nommé Compérot
était bon sculpteur et savait très bien mouler.

« En ouvrant le cercueil de Henri IV, on trouva son corps
si bien conservé qu'on fit un moulage de sa tête. Ce moulage
très bien fait, très ressemblant, fut le type de toutes les
épreuves qui se vendirent depuis chez tous les mouleurs. Le
masque de Henri IV, moulé sur nature, se trouvait chez eux
vers 1834, et il doit encore en exister dans Paris.

« Le fils de cet officier Compérot, sculpteur de talent, a été
employé aux travaux de sculpture du nouveau Louvre. Enfant,
il assistait à l'ouverture des sépulcres, et je tiens de lui ces
détails.

P... R...
« *Sculpteur à Yssy.* »

On voit une épreuve de ce moulage, peut-être même le type
original, à la Bibliothèque Sainte-Geneviève, place du Panthéon.

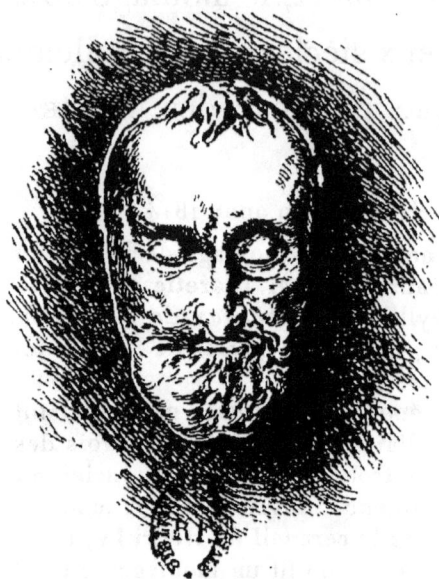

MASQUE DE HENRI IV,
tel qu'il fut pris lors de son exhumation
par le sculpteur Compérot.

naires, figure dans plus d'un musée et en maint ouvrage, évoquant, dans sa tragique sincérité, l'image d'un grand roi, le souvenir d'une France paisible et heureuse, et aussi cette idée nouvelle, proclamée par le vainqueur d'Ivry, que le monde n'avait pas connue depuis seize siècles et qui n'est pas encore triomphante dans notre pays, que « l'État doit s'élever au-dessus des partis religieux, pour leur imposer le respect de la paix publique. »

Le lundi, à deux heures de l'après-midi, les ouvriers portèrent le corps du roi sur un lit de chaux, au fond d'une immense fosse creusée dans le cimetière des Valois.

Il était trois heures quand on procéda à l'ouverture du cercueil de Louis XIII. Il était moins bien conservé que Henri IV, « mais très reconnaissable à sa moustache » noire, fine et retroussée, rappelant encore, par l'allure de ses traits, cette époque de grands seigneurs aux bottes blanches et garnies d'éperons, batailleurs et rétifs, qui tiraient l'épée pour un mot, aussi bien à la borne du carrefour que dans la ruelle de Marion Delorme.

Ce fut le tour de Louis XIV, « ce Louis si fameux par l'obéissance que les nations lui portaient ». On déplaça la bière, et sur une plaque de cuivre portant les armes de France et de Navarre, entourées du collier de Saint-Michel et du grand cordon du Saint-Esprit, on lut à la lueur des lampes :

ICI EST LE CORPS DE LOUIS 14, PAR
LA GRACE DE DIEU ROY DE FRANCE
ET DE NAVARRE, TRÈS CHRESTIEN ;
DÉCEDÉ EN SON CHASTEAU DE
VERSAILLES LE PREMIER JOUR DE
SEPTEMBRE 1715.
REQUIESCAT IN PACE [1].

---

[1] « En 1793, cette plaque fut arrachée, ainsi que toutes celles des sépultures royales, et ce n'est que dans ces dernières années qu'elle a pu être retrouvée, en même temps que celle de la princesse Marie-Adélaïde, duchesse de Bourgogne, mère du roi Louis XV, et celle de la princesse Louise Elisabeth de France, sa fille : M. Debret, l'ancien architecte

PLAQUE TUMULAIRE ARRACHÉE EN 1793 AU CERCUEIL DE LOUIS XIV

et découverte à Saint-Denis, dans la boutique d'un chaudronnier,
qui l'avait associée à deux autres du même genre,
pour former une casserole de cuisine.

« Il était encore tout entier dans son cercueil ». Le suaire soulevé, la face apparut
« noire comme de l'encre »[1], conservant à travers les ravages de la mort, un air sévère
encore imprégné d'une imposante majesté.

« En vain, pour défendre son trône, il
parut se lever avec la majesté de son siècle
et une arrière-garde de huit siècles de rois ;
en vain son geste menaçant épouvanta les
ennemis des morts, lorsque, précipité dans la
fosse commune, il tomba sur le sein de
Marie de Médicis : tout fut détruit[2]. »

de la Basilique de Saint-Denis, les a découvertes dans la
boutique d'un chaudronnier de cette ville ; elles avaient été
réunies ensemble et formaient une casserole de cuisine dont
les rivets ont laissé leurs traces encore apparentes. »
G. d'Heilly, *loc. cit.*

La plaque de Louis XIV ne présente pas de trous : elle
formait probablement le fond de la casserole ; celle de la
fille de Louis XV, Musée de Cluny, nº 7400, présente la
trace d'un rivet ; celle de sa mère, nº 7399, présente trois
perforations en triangle, à la partie inférieure droite, là où
était ajusté le manche de l'ustensile.

[1] La couleur qui frappa l'assistance s'explique par les livi-
dités qui apparaissent surtout sur les parties non déclives du
corps, pour former souvent un réseau très serré qui devient
vert ou brun et envahit peu à peu toute la surface des tégu-
ments. (Voir Vibert, *Médecine légale*, 1893.)

[2] Chateaubriand, *loc. cit.* ch. ix.

Marie de Médicis, Anne d'Autriche, Marie Thérèse, Louis Dauphin, fils de Louis XIV, étaient en « putréfaction liquide. »

Le mercredi 15 octobre, à sept heures du matin, les ouvriers se remettaient à l'œuvre et procédaient à l'ouverture des cercueils de Marie Leczinska, de Marie Anne Christine Victoire de Bavière, épouse de Louis, grand dauphin, et de dix-neuf autres princes ou princesses de la famille des Bourbons, dont les restes allèrent rejoindre à la fosse commune les cadavres jetés la veille.

Au-dessous de chaque cercueil se trouvait une boîte de plomb en forme de cœur, contenant le cœur et les entrailles du défunt. Sur le couvercle était appliqué un cœur de vermeil surmonté d'une couronne de même métal. On détacha les emblèmes qui furent déposés à la municipalité, pendant que le commissaire aux plombs faisait emporter les cercueils et les vases dans un angle du cimetière.

De toutes les exhumations, ce furent celles
du 15 octobre qui offrirent le tableau le
plus repoussant au point de vue de la putréfaction des cadavres : « la plupart des corps
étaient en putréfaction. Il en sortait, écrit le
témoin oculaire, une vapeur noire et épaisse,
d'une odeur infecte, qu'on chassait à force
de vinaigre et de poudre qu'on eut la pré-
caution de brûler, ce qui n'empêcha pas
les ouvriers de gagner des dévoiements et
des fièvres qui n'ont pas eu de mauvaises
suites »[1].

Le mercredi 16 octobre, vers les sept
heures du matin, on continua l'extraction des
cercueils du caveau : on ouvrit successivement les bières d'Henriette de France, fille
de Henri IV, d'Henriette d'Angleterre, immor-

---

[1] Observation de pathologie très vraie. Le séjour dans les
amphithéâtres de dissection est suivi, chez les individus non
habitués, de troubles assez fréquents. Les matières organiques, les germes en suspension dans le milieu pénètrent dans
les voies respiratoires et ensuite dans tout l'organisme. De
là des diarrhées, des dysenteries fréquemment observées
chez les jeunes étudiants.

talisée par Bossuet, de Philippe d'Orléans, dit
Monsieur, frère unique de Louis XIV, et de
vingt princes ou princesses de la famille des
Bourbons.

A onze heures, au moment même où Marie-
Antoinette, au milieu des imprécations et
des clameurs de la foule hurlante, quittait
la charrette de Sanson pour monter à l'échafaud, on déplaçait le cercueil de Louis XV,
déposé au pied d'une niche occupée par une
statue de la Vierge au bas de l'escalier,
« comme pour inviter sa postérité à des-
cendre ». On n'ouvrit son cercueil que dans
le cimetière au bord de la fosse. Aux premiers coups de ciseau un jet de miasmes fétides
sortit de la seconde enveloppe de plomb et
fit reculer l'assistance. Le corps retiré en
entier parut tout d'abord bien conservé ; « la
peau était blanche, le nez violet et les fesses
rouges comme celles d'un enfant nouveau-né,
et nageant. dans une eau abondante formée
par une dissolution du sel marin dont on
l'avait enduit, n'ayant pas été embaumé sui-

vant l'usage ordinaire[1] ». Mais dégagé de tout ce qui l'enveloppait, il n'offrit plus l'aspect d'un cadavre ; les chairs en putréfaction dégageaient une telle odeur nauséabonde qu'il ne fut pas possible de rester présent ; on brûla de la poudre, et des soldats tirèrent plusieurs coups de fusil, nous dit dom Druon, pour purifier l'atmosphère. On le jeta bien vite dans la fosse, sur un lit de chaux vive, et on étendit par-dessus quelques pelletées de terre. La fosse restait ouverte pour la fournée du lendemain.

Les cercueils de plomb devenaient par trop encombrants : aussi le commissaire aux plombs prit le parti d'installer, dans un coin de la cour, une fonderie pour accélérer la besogne.

[1] Alexandre Lenoir, *loc. cit.*

M. Maurice Pascal possède les photographies des dessins originaux, faits d'après nature par Alexandre Lenoir, des cadavres de Henri IV, Louis XV, Louis VIII et Turenne. Les plus curieuses sont celles de Louis VIII dont la tête est coiffée d'une petite calotte, et de Louis XV dont le corps vigoureux et trapu supporte une tête émaciée de vieux comédien.

La crypte était vide, mais le travail de profanation n'était pas fini.

On vient de suivre le récit dramatique d'un témoin oculaire, d'une authenticité absolue. On s'est représenté les ouvriers, en bras de chemise, fouillant tous ces cercueils, le bruit assourdissant des marteaux, et aussi le désordre des lieux, les voûtes qu'éclairaient mal les torches fumeuses, ce sombre couloir, cette petite porte où passèrent cinquante-quatre cercueils éventrés, et par-dessus tout l'odeur fétide qui s'exhalait des tombes. Quel spectacle ont vu ces vieilles voûtes[1] !

Il nous faut remonter avec les ouvriers dans les chapelles hautes.

Il était trois heures de l'après-midi et l'on ouvrit, dans la chapelle des Charles, le caveau

---

[1] « Ces différentes opérations se firent avec un acharnement qui tenait de la rage, il s'y est commis des atrocités dignes de pareilles gens, mais dont l'histoire ne fournit aucun exemple et dont le récit fait horreur et ferait tache dans ce recueil. » Gautier, *loc. cit.*, p. 120.

de Charles V, dit le Sage, mort en treize cent quatre vingt : le squelette était assez bien conservé ; on trouva près de son crâne une couronne de vermeil, à droite du cercueil un sceptre d'au moins cinq pieds de long, surmonté de feuilles d'acanthe en vermeil qui avaient conservé tout leur éclat ; à gauche une main de justice d'argent, peut-être celle qu'il tenait, quand, encore dauphin, il présida, sous un dais de satin d'or, les États Généraux de 1357. On ouvrit ensuite la tombe de Jeanne de Bourbon, son épouse ; il y avait à côté du squelette un reste de couronne, un anneau d'or, les débris de plusieurs bracelets, une quenouille de bois doré, dès souliers de forme pointue[1], brodés d'or et d'argent.

A côté, on trouva les ossements de son

---

[1] Souliers à la *Poulaine*, du nom de Poulain, son inventeur, sous Philippe le Bel ; ils se terminaient en pointe plus ou moins longue, selon la qualité des personnes. Ils étaient de deux pieds de long pour les princes et les grands seigneurs, d'un pied pour les riches, et d'un demi-pied pour les gens du peuple. De là est venue l'expression : *Se mettre sur un bon pied. Être sur un grand pied.*

petit-fils Charles de France, et dans des cercueils de bois vermoulu ceux de ses trois filles mortes en bas âge.

La fosse était pleine ; les ouvriers creusèrent immédiatement une seconde tranchée au pied du portail du croisillon nord.

Le jeudi 17 octobre, à la première heure, on fouillait dans deux tombeaux qui rappelaient l'un et l'autre une fatale éclipse de la royauté, ceux de Charles VI, un roi dément, et d'Isabeau de Bavière, une reine aussi perverse qu'indolente, qui trahit son fils et la France. Ils ne contenaient que des ossements desséchés. Au mois d'août dernier, on avait pillé « ce qui pouvait être précieux dans leurs cercueils [1]. »

Dans les tombes de Charles VII et de Marie d'Anjou, on trouva les restes d'une couronne et d'un sceptre d'argent doré.

---

[1] Le soubassement des effigies de Charles VI et d'Isabeau, qu'on voit actuellement, sont modernes.

« Une singularité de l'embaumement du corps de Charles VII, c'est qu'on y avait parsemé du vif-argent qui avait conservé toute sa fluidité. »

A deux heures de l'après-midi, on procédait à l'extraction des deux cercueils de Blanche de Navarre et de Jeanne de France, sa fille ; ils renfermaient leurs squelettes, moins la tête de cette dernière qui avait été vraisemblablement dérobée quelques années auparavant, lors d'une réparation faite au caveau.

Puis, on fit l'ouverture du caveau de Henri II qui contenait dix cercueils. Le premier qu'on ouvrit fut celui de ce roi éphémère qui passa, comme une ombre, à travers les bras de Marie Stuart ; on brisa, ensuite, ceux de Marguerite de France, femme de Henri IV, de François, duc d'Alençon, quatrième fils de Henri II, et d'une fille de Charles IX.

La nuit tombait ; on ouvrit, pour finir la journée, le caveau de Charles VIII, dont le nom évoquait une royauté qui de bourgeoise

et populaire était devenue avec lui conqué-
rante et chevaleresque : son cercueil de plomb,
porté sur des barreaux de fer, contenait son
squelette court et desséché[1].

Le lendemain vendredi 18 octobre, dès
l'aube, on continuait l'extraction et l'ouverture des cercueils du caveau de Henri II :
c'étaient ceux de Henri II lui-même, de Catherine de Médicis, de leurs trois enfants, de
Charles IX et Henri III.

Puis on descendit dans le caveau de
Louis XII et d'Anne son épouse[2]. Sur chacun des cercueils était incrustée une cou-

---

[1] Charles VIII était de très petite taille.

[2] On distingue, dans la vue d'ensemble des sépultures que
nous avons reproduite plus haut, le tombeau de Louis XII
et d'Anne de Bretagne, œuvre de Jean Juste, sculpteur du
roi. Un soubassement quadrangulaire porte un édifice à jour,
percé de douze arcades, sous chacune desquelles est la figure
d'un apôtre. Aux quatre angles se voient les statues de la
Justice, de la Force, de la Prudence et de la Tempérance,
vertus cardinales des princes défunts. Le roi et la reine sont
figurés couchés dans l'attitude et la nudité de la mort. Au-
dessus du monument, sur la plate-forme, sont les deux statues agenouillées des deux monarques, portraits de la plus
grande fidélité. Les bas-reliefs représentent les campagnes de
Louis XII en Italie.

ronne de cuivre doré. Ils contenaient leurs squelettes dans un état parfait de conservation.

Successivement on ouvrit les tombes de Jeanne de France, reine de Navarre, dont les ossements étaient renfermés dans une pierre creuse, tapissée de plomb ; de Louis le Hutin dont « les os desséchés », avec une couronne de cuivre et un reste de sceptre rongé par la rouille, formaient tout le contenu d'une pierre creuse en forme d'auge ; du petit roi Jean dormant au pied de son père, après un règne de quelques jours ; de Hugues le Grand, dont il ne restait que les os presque en poussière.

On alla ensuite, au milieu du chœur, découvrir la fosse de Charles le Chauve, mort en 877 : il fallut creuser profondément pour trouver une espèce d'auge en pierre, dans laquelle était un petit coffre de bois contenant le reste de ses cendres[1].

---

[1] Le corps déposé, à sa mort, au prieuré de Mantui, n'avait été transporté à Saint-Denis que sept ans après.

Le jour suivant 19 octobre, au matin, l'ouverture de la tombe de Philippe, fils de Philippe Auguste, ne donnait rien de remarquable que l'empreinte de la tête creusée dans le cercueil de pierre.

La tombe de pierre, en forme d'auge, d'Alphonse de Poitiers, frère de saint Louis, ne contenait que des cendres ; mais sa chevelure était encore intacte.

Rien ne restait du corps de Philippe Auguste.

Le corps de Louis VIII[1], père de saint Louis, était enveloppé dans un sac de cuir fort épais ; il était presque consumé ; mais on trouva, mêlé à ses cendres, un morceau de sceptre de bois, son diadème composé d'une bande d'étoffe tissée d'or et d'une calotte de satin très bien conservée, et quelques morceaux de suaire tissé également de fils d'or.

On fouilla au milieu du chœur, en bas des

---

[1] Philippe Auguste et Louis VIII avaient eu des tombes en argent ciselé : trop précieuses pour échapper au pillage, elles avaient disparu depuis plusieurs siècles. Baron de Guilhermy. *Loc. cit.*

marches du sanctuaire, et on creusa bien avant en terre sans rien rencontrer. Enfin, au fond d'une auge, on retrouva deux petits os et une rotule : c'est tout ce qui restait de Marguerite de Provence; puis on découvrit un cercueil fort étroit. C'était celui de ce vrai héros du Moyen âge que Rome a canonisé et que le peuple voit encore, grand entre tous, sous le chêne de Vincennes, ayant pour trône un tertre de gazon : il était vide[1].

On procéda, ensuite, au décarrelage de tout

---

[1] « La raison pour laquelle son cercueil était moins large et moins long que les autres, c'est que, suivant les historiens, ses chairs furent portées en Sicile : aussi on n'a rapporté à Saint-Denis que les os, pour lesquels il a fallu un cercueil moins grand que pour le corps entier ». Note de dom Druon. Les ossements de saint Louis avaient été retirés lors de sa canonisation par Boniface VIII, en 1297.

On sait que Philippe le Hardi, l'exemple de la piété filiale, fit faire des obsèques magnifiques à son père, qu'il le porta lui-même, pieds nus, à Saint-Denis, chargé sur ses épaules. « Les monuments qui étaient placés de distance en distance sur la route de Paris à Saint-Denis, furent élevés de son temps, pour consacrer à la postérité le souvenir de ce dévouement religieux. Ils indiquaient les lieux où ce vertueux fils s'était reposé pendant le convoi.

« Les révolutionnaires ont détruit ces espèces de tours, qui s'élevaient à 40 pieds de terre ; elles contenaient les statues de grandeur humaine, de Louis IX, du comte de Nevers, de Philippe III et celle de Robert, comte de Provence. » Alex. Lenoir, loc. cit.

le haut du chœur, et l'on ne retrouva que le cercueil de Philippe le Bel, ce roi qui le premier avait convoqué les États Généraux et révélé au peuple ses droits et son avenir. Il ne pensait pas, en 1302, que les arrière-neveux des députés de la nation s'enhardiraient un jour jusqu'à porter la main sur la couronne et les tombeaux des rois. Son cercueil de pierre, recouvert d'une large dalle, était tapissé intérieurement d'une lame de plomb. Le squelette était intact; on trouva à côté un anneau d'or, un sceptre de cuivre doré, de cinq pieds de long, terminé par une touffe de feuillage et un oiseau de cuivre doré, « revêtu de ses couleurs naturelles, et qui ressemblait à un chardonneret. »

La nuit était venue : on voulut, avant de terminer, ouvrir la sépulture de Dagobert, mort en 638. Le cercueil de pierre de plus de deux mètres ne portait ni titres pompeux, ni épitaphe, pas même le nom du roi qui fut le Salomon des Francs, qui, comme le fils de David, aima la magnificence des palais.

Devant ce cercueil, plus encore que devant celui de Henri IV, on avait le droit de se demander quels avaient été les ravages de la mort, au bout de onze siècles et demi. N'était-ce pas un monarque presque légendaire qu'on allait exhumer?

Dans une partie creuse, où selon un usage assez fréquent, on déposait la nuque du défunt, se trouvait seul le squelette de la tête. Au milieu du cercueil était un coffre de bois d'environ deux pieds de long, garni intérieurement d'une lame de plomb. Une planchette de bois séparait le coffre en deux parties.

Sur un côté du coffre était apposée une plaquette de plomb avec cette inscription :

Hic jacet corpus Dagoberti.

Sur l'autre côté une lame de plomb portait l'inscription :

Hic jacet corpus Nanthildis.

Les ossements étaient enveloppés dans une étoffe de soie. Le crâne de la reine ne s'y

5

trouvait plus, resté sans doute dans l'endroit
de sa première sépulture, à l'époque où saint
Louis fit élever le monument actuel[1].

Le dimanche 20 octobre, dans la chapelle
dite des Charles, on fit l'ouverture du cercueil
de plomb de Bertrand Duguesclin, qui portait
l'épitaphe sur une plaque de cuivre : « *Haut
et puissant messire, connétable de France* ».
Son squelette était entier, « la tête bien conservée, les os propres et tout à fait desséchés ». Voici ce que relate Gautier, organiste
de l'abbaye : « Le susdit jour 20 octobre,
j'eus trois dents du susdit Duguesclin, ayant
été présent lorsqu'on releva ses restes, qui
consistaient en sa tête et plusieurs ossements,
lesquelles dents furent retirées de sa mâchoire
en ma présence[2]. »

Auprès de Duguesclin reposait, dans un cercueil de plomb de trois pieds de long seule-

[1] Le monument antérieur avait été détruit par les Normands.
Dulaure. *Histoire de Paris, 1839.*

[2] Gautier, *loc. cit.* p. 121. Le cœur du connétable, légué
par lui à la ville de Dinan, qu'on voit encore aujourd'hui, dans
l'église de Saint-Sauveur, renfermé dans une espèce de céno-

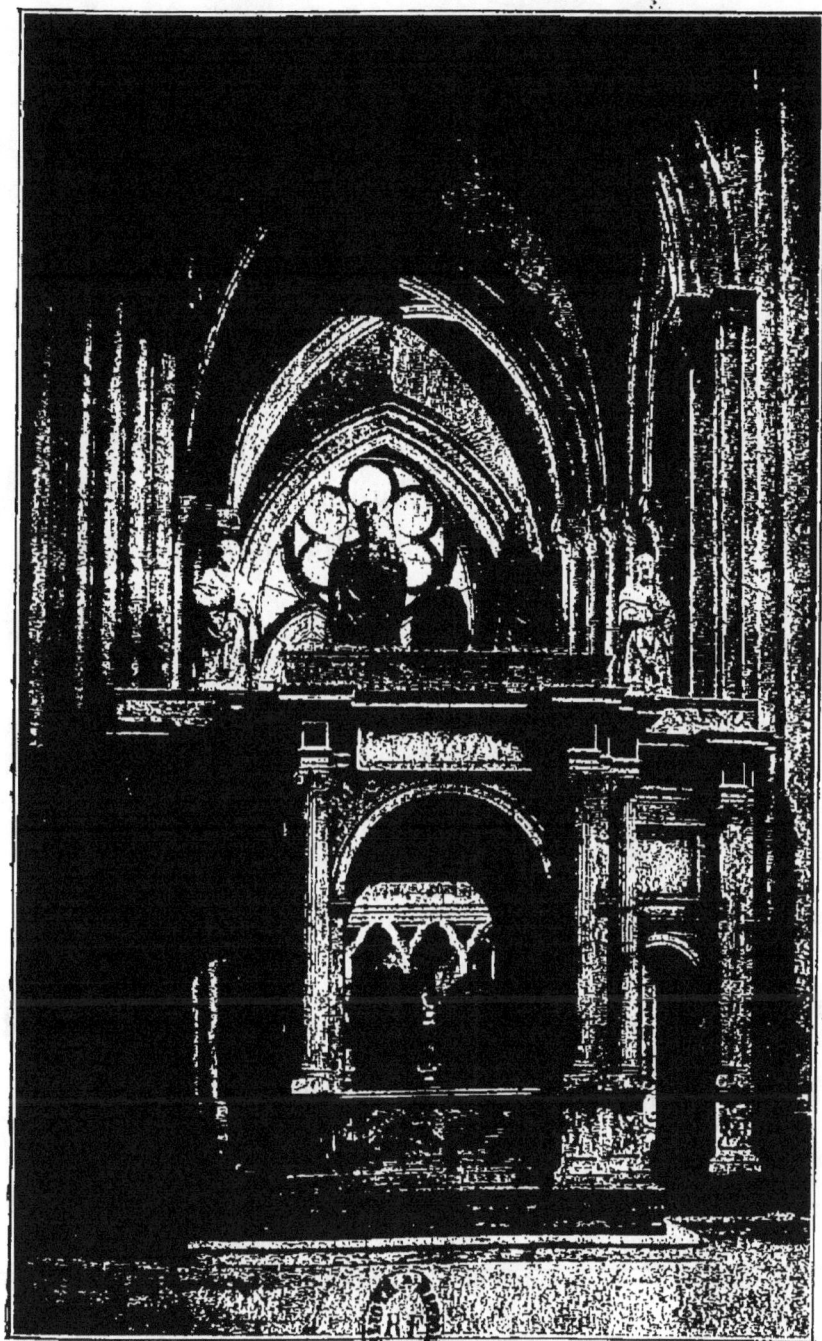

TOMBEAU DE FRANÇOIS Ier

ment, Bureau de la Rivière, chambellan de Charles VII.

Après bien des recherches, on finit par découvrir l'entrée du caveau de François I[er][1]. Il était grand et bien voûté : six cercueils de plomb, posés sur des barres de fer, renfermaient les corps de François Ier, de Louise de Savoie, sa mère, de Claudine de France, son épouse, du Dauphin son fils et de ses frère et sœur.

Tous ces corps étaient en « putréfaction liquide » et exhalaient une odeur insupportable. L'assistance fut frappée « de la taille

taphe de marbre noir, « fut au moment d'être broyé par un vitrier pour servir à faire de la peinture ». Chateaubriand, *Mémoires d'Outre-Tombe*, Garnier, Paris, t. I, p. 128.

[1] Nous donnons ici la reproduction du tombeau de François Ier. C'est un des plus admirables chefs-d'œuvre de l'architecture et de la sculpture. Philibert Delorme en a donné le dessin et dirigé la construction. Jean Goujon, Germain Pilon, Pierre Bontemps, Ambroise Perret, d'autres encore ont collaboré à son accomplissement. Il se compose d'une haute voûte avec deux passages latéraux. Sur la plate-forme sont en costumes de cour, agenouillés, le roi, la reine et leurs trois enfants. Sous la voûte sont les effigies des deux monarques, sans autre vêtement que le suaire mortuaire. Tout autour du monument se trouvent d'admirables statues des évangélistes et de génies symboliques ; sur les côtés, des bas-reliefs retracent les campagnes de François Ier.

extraordinaire et de la structure du corps de François Ier; l'un des fémurs de ce prince, que je mesurai, portait vingt pouces des con- dyles à la tête de l'os »[1]. On alla vider chaque bière dans la fosse; et à travers les fissures des cercueils brisés « une eau noire et nausé- abonde coulait des enveloppes de plomb dans le trajet qu'on fit pour gagner le cimetière. »

Enfin, sur le soir, on trouva, près de la grille du côté du midi, le tombeau de Mathieu de Vendôme, abbé de Saint-Denis et régent du royaume sous saint Louis. Il n'avait pas de cercueil, ni de pierre, ni de plomb. Il avait été mis en terre dans une bière de bois dont il restait encore des morceaux de planches vermoulues, après plus de cinq cents ans. Le corps était entièrement consumé; on re- trouva le haut de sa crosse de cuivre doré et des lambeaux de riche étoffe, indiquant qu'il avait été enseveli avec ses plus beaux orne- ments d'abbé.

[1] Alexandre Lenoir. *Loc. cit.* Ce qui donne une longueur de 55 centimètres.

Le lundi 21 octobre, les ossements de six princes et une princesse de la famille de saint Louis étaient portés au cimetière[1].

Le mardi 22, dans la chapelle des Charles, on trouvait encore deux cercueils l'un sur l'autre : celui de Barbazan, premier chambellan de Charles VII et celui de Louis de Sancerre, un des vainqueurs de Rosebecque : la tête du connétable « était encore garnie de cheveux longs et partagés en deux cadenettes bien tressées[2]. »

On souleva, ensuite, la pierre perpendiculaire qui couvrait les tombeaux en pierre de l'abbé Suger[3] et de l'abbé Troon : ils ne renfermaient que quelques ossements,

---

[1] Ils avaient été rapportés le 1er août 1791 « de l'abbaye de Royaumont en celle de Saint-Denis et posés dans un caveau creusé exprès, au milieu du chœur, entre ceux de Charles le Chauve et de Marguerite de Provence ». Gautier, *loc. cit.* p. 107.

[2] « Il fut trouvé ayant encore trois longues tresses, d'environ 40 centimètres. » Alex. Lenoir, *loc. cit.*

[3] La pierre indiquant la sépulture du grand Suger portait cette simple épitaphe :

Hic jacet Sugerius abbas.

On s'en tint là, et, pour finir la journée, on alla dans la chapelle du « Lépreux » lever la tombe de Sédille de Sainte-Croix, femme de Jean Pastourelle, conseiller de Charles V : elle renfermait quelques os à peine reconnaissables.

Le mercredi matin, on découvrait la tombe de Philippe de Valois : elle était de pierre, tapissée de plomb intérieurement, fermée par une lame épaisse de même métal, soudée sur des barres de fer : quelques os, une couronne, un sceptre surmonté d'un oiseau de cuivre doré, voilà tout ce qui restait de l'impétueux roi qui avait donné le signal de la guerre de Cent ans.

Plus près de l'autel, on trouva dans le cercueil de sa femme, Jeanne de Bourgogne, son anneau d'argent, une quenouille et ses os desséchés.

Le jeudi 24, on fit l'ouverture du tombeau de Charles le Bel : il était à gauche de celui

de Philippe de Valois, et sa construction
était identique. Le squelette était tout entier :
près du crâne une couronne de vermeil, à
ses côtés un sceptre de cuivre doré haut de
sept pieds, un anneau d'argent, un reste de
main de justice, un bâton de bois d'ébène, un
oreiller de plomb sous le crâne, ainsi appa-
rurent, au bout de cinq siècles, les restes du
dernier roi des Capétiens.

On fut surpris de trouver le cercueil de
Jeanne d'Évreux brisé, dépouillé ; la tête
même avait été enlevée la nuit. C'était de la
besogne faite pour les ouvriers qui procédaient à l'ouverture du tombeau de Philippe
le Long. On allait voir les restes de ce prince
grand et beau dont la mort prématurée à vingt-
huit ans avait été regardée par le peuple, avec
celle de son frère et de son neveu, comme un
signe de la vengeance du ciel sur cette famille
qui avait souffleté Boniface VIII et brûlé les
Templiers. Son squelette entier apparut,
admirablement conservé, « le crâne coiffé
d'une couronne de vermeil enrichie de pierre-

ries » [1], le bord inférieur des côtes garni d'une étoffe satinée, avec une boucle de vermeil. On trouva, sur les côtés du cercueil, une agrafe de son manteau en losange, une autre plus petite, toutes deux en argent et un sceptre de cuivre doré.

Au pied de son cercueil était un petit caveau, où l'on découvrit une cassette de bois vermoulu, avec l'inscription sur une lame de cuivre : Cœur de Jeanne de Bourgogne, épouse de Philippe de Valois.

Dans le tombeau du malheureux et chevaleresque roi Jean, mort en 1364, on trouva son squelette intact, une couronne, un sceptre brisé et une main de justice de vermeil [2].

C'était fini [3].

Huit jours après, cependant, par une mati-

---

[1] Alexandre Lenoir. *Loc. cit.*

[2] Le 18 janvier 1794, la démolition du tombeau de François Ier permit de découvrir le cercueil de Marguerite, fille de Philippe le Long et femme de Louis, comte de Flandre : on y trouva ses ossements bien conservés et quelques restes de planche de châtaignier.

[3] Une tombe avait échappé au vandalisme révolutionnaire,

née d'automne froide et brumeuse, les ouvriers, accompagnés du commissaire aux plombs, allaient au Couvent des Carmélites soulever la tombe où reposait une fille de France, née infirme [1], mais d'une âme noble et élevée, qui toute sa vie, les yeux tournés

la tombe du célèbre Gondi que son roi irrité aurait voulu éloigner à jamais de la royale sépulture, à laquelle lui donnait droit sa dignité d'abbé de Saint-Denis, qu'on y avait enterré clandestinement, en pleine nuit, avec ordre de Louis XIV de n'indiquer par aucune épitaphe le lieu de sa sépulture. Et ce fut le seul qui, malgré toutes les recherches et les bouleversements du sol, y resta.

En effet, on rechercha vainement à l'endroit si minutieusement et si clairement indiqué par le plan de Felibien, le cercueil du cardinal, du Catilina en soutane qui avait renversé Mazarin alors au faîte du pouvoir, maître de la France, presque de l'Europe. Viollet-le-Duc retrouva le cercueil du Grand Gondi à l'endroit indiqué, à côté du tombeau de François Ier. Il fut transporté dans le caveau de Turenne, où nous le retrouverons plus loin. (Voir G. d'Heilly, *loc. cit.*)

[1] Dans une étude parue dans la *Revue des Deux Mondes* et reprise dans son ouvrage sur le xviiie siècle, M. Soury étudiant les tares pathologiques des filles de Marie Leczinska, écrit au sujet de *Louise* : elle « était un être débile, chétif, manifestement rachitique ». Cité par Cabanès. *Les Indiscrétions de l'Histoire*, 1re série. *Albin Michel, 1903.*

Louise de France entrait au couvent des Carmélites de la ville de Saint-Denis le 11 avril 1770. Elle apportait un merveilleux trousseau. Selon la règle de l'ordre, elle était tenue, comme simple postulante, d'éplucher les herbes et de participer aux travaux les plus grossiers de la cuisine. La supérieure voulut lui interdire tout travail matériel pour ne pas lui faire « perdre » ses riches vêtements. C'est alors que la

vers le ciel, n'avait connu que l'humilité et la prière. Ils trouvèrent le corps de Louise

postulante écrivit au roi, son père, lui demandant des vêtements les plus simples pour les travaux communs du ménage. Louis XV, qui n'y regardait pas de près, lui fit l'envoi d'un costume de « satin rose. » Louise l'avait à peine revêtu qu'elle le souilla par maladresse avec le contenu d'une casserole. On montre un fragment de cette robe de satin au couvent des Religieuses de la Sainte-Famille du Sacré-Cœur, qui ont remplacé les Carmélites à Saint-Denis rue de la Légion d'Honneur, 44.

Le 10 septembre 1770, Louise de France prenait l'habit, et le premier octobre 1771, elle faisait profession.

Elle mourut supérieure du couvent le 23 décembre 1787 et fut enterrée dans la salle du chapitre du monastère. Une plaque de marbre blanc, placée au-dessus du cercueil, portait cette épitaphe :

ICI REPOSE

LE CORPS DE LA TRÈS RÉVÉRENDE MÈRE
THÉRÈSE DE SAINT-AUGUSTIN

FILLE

DU ROI TRÈS CHRÉTIEN LOUIS XV

ET

PRIEURE DE CE MONASTÈRE

Son sacrifice honora sa religion ;
Son courage prouva sa foi ;
Sa naissance releva son humilité ;
Son zèle maintint la règle ;
Sa ferveur en inspira l'amour ;
Son exemple en adoucit l'observance.

Elle décéda le XXIII décembre MDCCLXXXVII,
Dans la LI° année de son âge,
Dans la XVIII° année de son entrée en religion,
Dans la III° année de son second Priorat.

Priez pour elle.

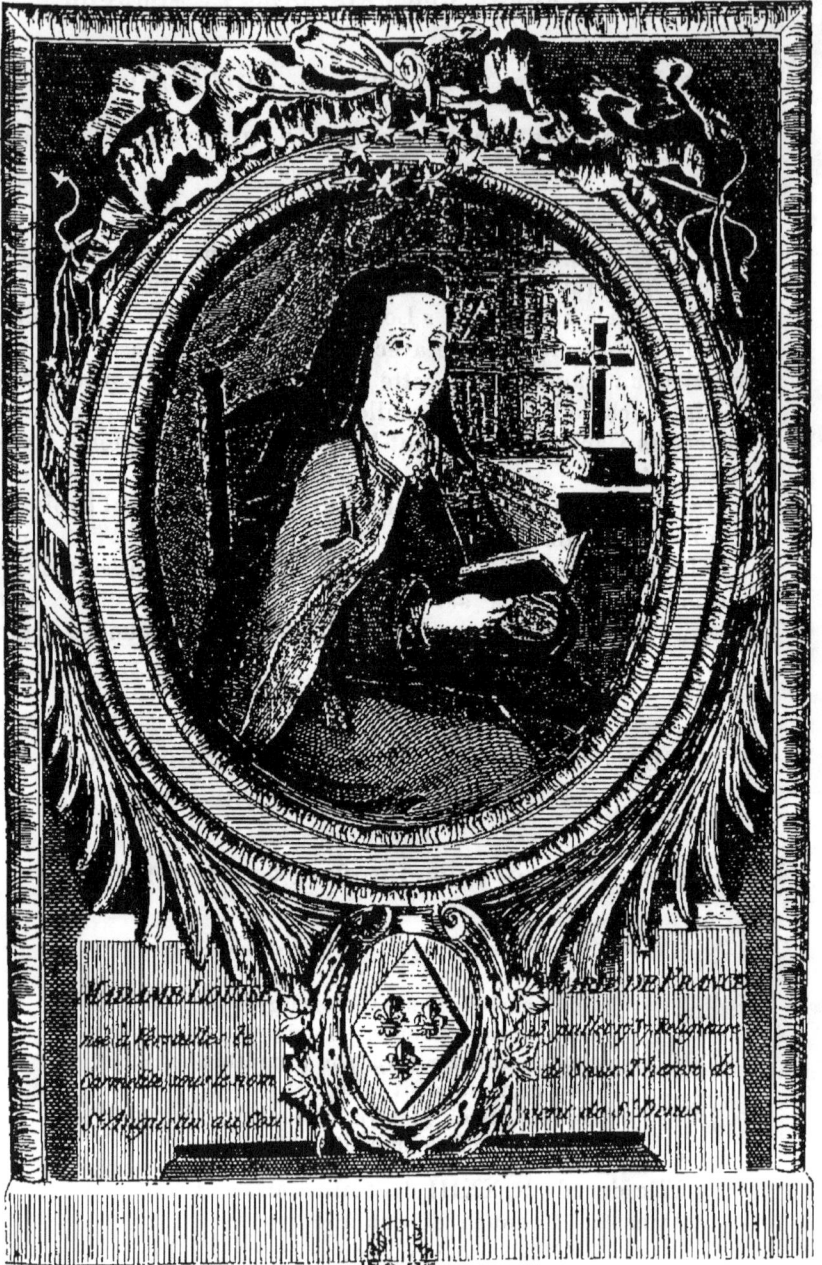

LOUISE DE FRANCE
Gravure de Le Beau
Collection de M. l'abbé Duperron.

de France, fille de Louis XV, morte le 23 décembre 1787, à l'âge de cinquante ans : il était tout entier, enveloppé de ses vêtements de carmélite, mais en pleine décomposition. On prit le plomb du cercueil, et le corps, avec sa robe de bure, sa guimpe et son manteau noir, fut jeté quelque part [1].

[1] Le chiffre total des « journées des citoyens qui avaient travaillé à l'exhumation des corps des ci-devant rois, princes et princesses » montait « à quatre-vingt-onze journées, auxquelles il en avait été ajouté huit en faveur de Pierre Dantan » blessé au cours des travaux. « A raison de sept livres dix sols » les frais s'étaient élevés à « sept cent quarante deux livres dix sols ». *Procès-verbal du 17 brumaire l'an deuxième de la République française, une et indivisible.* — huit heures du matin — Registre 5 des procès-verbaux du conseil municipal de Saint-Denis, f° 35.

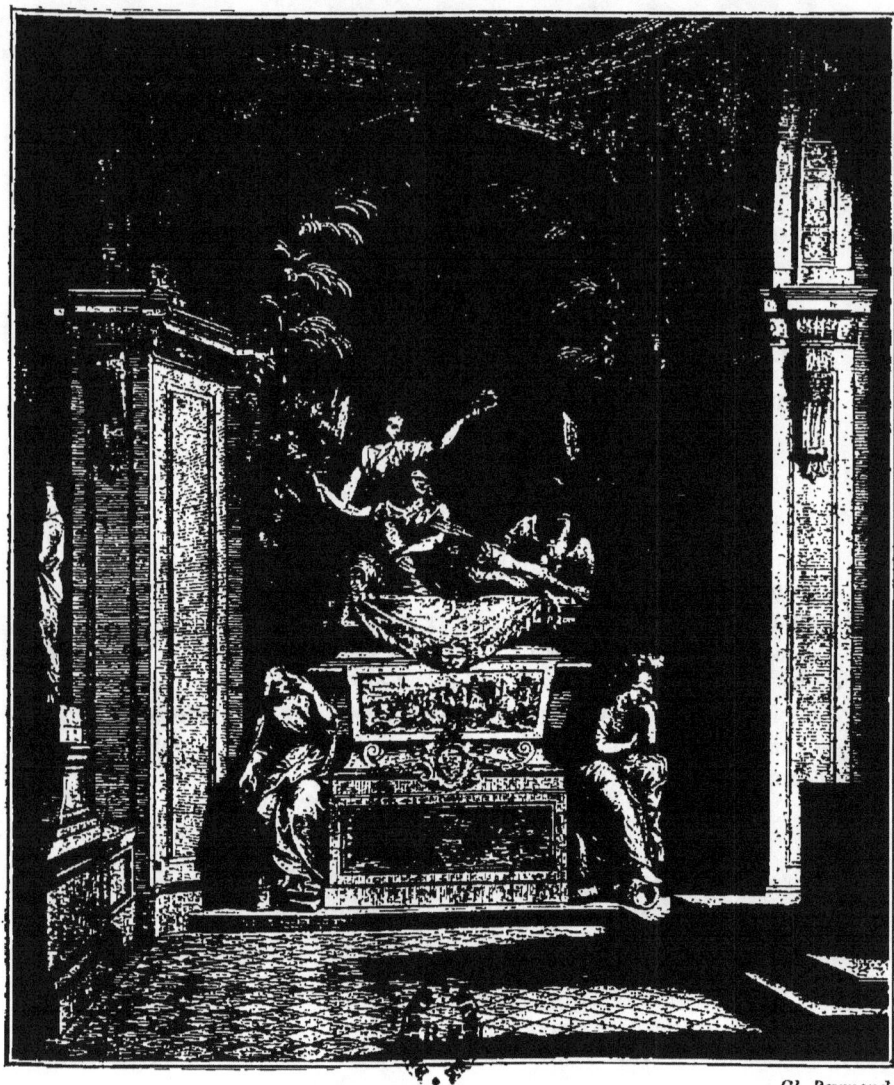

Cl. Reymond.

**MAUSOLÉE DE TURENNE
DANS LA BASILIQUE DE SAINT-DENIS, EN 1793**

(Bibliothèque Nationale).

Ce mausolée, actuellement déposé dans l'église des Invalides, était adossé à l'un des côtés de la chapelle de Saint-Eustache, dans le collatéral septentrional. Le groupe qui nous montre Turenne dans les bras de l'Immortalité est de Tuby ; les statues de la Sagesse et de la Valeur sont de Marty.

CHAPITRE IV

LE TOMBEAU DE TURENNE

Le 11 octobre 1793, un seul monument restait debout dans la Basilique silencieuse et
dévastée : c'était celui du vainqueur de Sin-
zheim, de Ladenbourg, de Turckheim, dont le
retour à Versailles, en 1674, avait été salué
par le canon, les fanfares et les acclamations
de la foule. Turenne mort ne devait pas être
protégé par sa gloire, et son tombeau allait
crouler, comme tous les autres, sous le marteau des barbares.

Le monument qui était adossé à l'un des
côtés de la chapelle de Saint-Eustache était
le même qui figure aujourd'hui sous le dôme
des Invalides : c'était la même effigie du capi-

taine avec sa cuirasse et son manteau. La
statue de l'Immortalité le recevant dans ses
bras n'a pas changé ; les figures allégoriques
de la Sagesse et de la Valeur, qui ornent le
monument, sont les mêmes personnifiant les
vertus cardinales du maréchal : la Sagesse,
avec un vase d'où s'écoulent des pièces de
monnaie rappelant les libéralités du prince ;
la Valeur, dans l'attitude d'un guerrier que la
douleur accable.

On sait trop que les sépultures qui rem-
plissent aujourd'hui la Basilique de Saint-
Denis n'ont rien gardé de leurs poussières,
et qu'elles ont par là même perdu tout leur
effet. Ici, du moins, nous avons un tombeau
qui ne sert pas seulement à l'histoire de
l'Art, mais qui dit quelque chose à l'imagi-
nation et au cœur : seul de tous les sépulcres
violés en 1793, le mausolée de Turenne a
gardé toutes ses cendres.

Or, le 12 octobre au matin, avant de pénétrer dans le caveau des Bourbons, les ouvriers,

impatients de voir les restes d'un grand homme, s'empressèrent d'ouvrir le tombeau de Turenne. Ce fut le premier !

« Quel fut leur étonnement, lorsqu'ils eurent démoli la fermeture du petit caveau placé immédiatement au-dessous du tombeau de marbre que sa famille lui avait fait ériger, et qu'ils eurent ouvert le cercueil ! Turenne fut trouvé dans un état de conservation tel, qu'il n'avait pas été déformé et que les traits de son visage n'étaient point altérés ; les spectateurs, surpris, admirèrent dans ces restes glacés le vainqueur de Turckheim, et oubliant le coup mortel dont il fut frappé à Salzbach, chacun d'eux crut voir son âme s'agiter encore, pour défendre les droits de la France[1]. »

Ce corps, « nullement flétri et parfaitement conforme aux portraits et médaillons que nous possédons de ce grand capitaine, était en état de momie sèche et de couleur de bistre clair[2]. »

[1] Alexandre Lenoir. *Loc. cit.*
[2] « Procès-verbal communiqué par Tinthouin » déjà cité

On allait le jeter dans la fosse préparée
pour les Bourbons, quand « sur les observa-
tions de plusieurs personnes de marque »[1] qui
se trouvaient présentes à cette première opé-
ration, il fut remis au nommé Host, gardien
du lieu, homme rangé, méthodique, qui conserva cette momie dans une boîte de chêne,
et la déposa dans la petite sacristie de l'église
où il l'exposa pendant plus de huit mois aux
regards des curieux.

Jusqu'au mois de juin 1794 une foule de
visiteurs vinrent des quatre coins du pays
dans cette dépendance de l'église. Et ce ne
dût pas être un spectacle banal que celui de
ce gardien de la vieille église, veillant, du
fond de sa loge, sur sa relique funèbre, pre-
nant un air de circonstance pour recevoir *son
monde* et montrer, « moyennant une petite

Ce paragraphe qu'on retrouve littéralement transcrit dans
le texte d'Alexandre Lenoir, sans indication de la source, et
que tous les auteurs citent comme émanant de lui, est extrait
du manuscrit en question, dont nous avons eu l'original entre
les mains.

[1] Alexandre Lenoir. *Loc. cit.*

rétribution » [1], les restes du héros. Détail d'ignoble cupidité, qui nous montre que le citoyen Host avait également le génie du trafic, « cet homme vil se permit d'ôter toutes les dents de Turenne pour les vendre à ceux qu'un spectacle aussi curieux que touchant attirait dans l'église » [2]. Le jeune orateur de la Révolution, si connu par son exaltation républicaine et sa poétique inspiration du Palais-Royal, était venu, lui aussi, contempler la curieuse relique. Il voulut posséder un souvenir du grand capitaine et, à défaut de dents épuisées, il coupa un doigt au cadavre desséché [3].

De la capitale, pendant la belle saison, des milliers de curieux vinrent contempler ce que le barnum de Turenne faisait voir comme un étrange bibelot. Un beau jour, en juin 1794, M. Desfontaines [4], professeur de Botanique au

[1] Alexandre Lenoir, *loc. cit.*
[2] *Le même.*
[3] Cabanès et Naas. *La Névrose révolutionnaire.* Paris, 1905.
[4] Desfontaines (René-Louis), membre de l'Académie des sciences, professeur de Botanique au Muséum d'histoire naturelle et à la Faculté des sciences de Paris, né en 1751 à Trem-

Jardin des Plantes, attiré aussi par tout le tapage fait autour du cadavre exhumé, frappé de l'étonnante conservation du corps, réclama *l'objet historique* et l'obtint pour le Cabinet d'Histoire naturelle.

Le vaillant capitaine dont, en d'autres temps, on eût transféré les restes aux roulements des tambours drapés et aux salves ininterrompues du canon, n'eut pas une grande pompe étalée autour de son cercueil, lors de cette translation à Paris. Ce que nous en savons se résume dans ces deux lignes de dom Laforcade : « On m'a assuré que ce fut deux manouvriers ou journaliers qui le transportèrent à bras jusqu'à Paris [1]. »

Il fut déposé au Muséum, dans ce vieux bâtiment, aux murailles lépreuses et moisies, qui comprend encore aujourd'hui différentes galeries d'Histoire naturelle [2]. Ce corps qui

blay, en Bretagne, mort à Paris, en 1833. On a de lui une *Flore du Mont Atlas*, 1798, et un *Mémoire* sur les tiges des monocotylédonées. Lebas. *Dictionnaire encyclopédique.*

[1] Manuscrit de dom Laforcade, cité plus haut.

[2] Le Cabinet d'Histoire naturelle ne se composait, à cette

fut debout sur tant de champs de bataille et
qu'atteignit un boulet tiré au hasard, demeura
exposé, pendant quatre ans, à la curiosité
publique, avec les bêtes empaillées, les fos-
siles fantastiques et les animaux rares. Pendant des semaines, ce fut la grande attrac-
tion, et l'on fit *queue*, le dimanche, à la porte
du Muséum.

Le cadavre du grand capitaine était là,
quand, le 2 août 1796, un député de l'Isère,
Dumolard, monta à la tribune du Conseil des
Cinq-Cents :

« Je parcourais dernièrement le Jardin des
Plantes, dit-il ; entré dans les diverses salles
du bâtiment, quelle a été mon affliction en
voyant les restes du grand Turenne placés
entre ceux d'un éléphant et d'un rhinocéros !
Ne devait-il échapper à la fureur de ces
modernes vandales, que pour obtenir un tel
asile ? Il est des faits, citoyens, qui suffisent

époque, que de quatre grandes salles. Belin, 7° édition anno-
tée par lui de *l'Histoire de Paris* par Dulaure, 1839.

seuls pour dépraver un gouvernement et le déshonorer aux yeux de l'étranger. Tel est celui que je vous dénonce...

« Ce n'est pas que je veuille demander que vous honoriez la mémoire de Turenne, je propose seulement de ne pas diminuer quelque chose de notre suprême gloire en l'oubliant. Je ne demande pas pour cet homme illustre les honneurs du Panthéon... ; mais vous avez le droit d'éveiller l'attention du Directoire sur un objet d'intérêt national ; c'est ce que je vous propose de faire, en demandant au Directoire, par un message, les mesures qu'il a dû prendre pour faire déposer dans un lieu plus convenable et plus décent les restes du grand Turenne [1]. »

La proposition fut adoptée, mais elle n'eut pas de suite immédiate. Ce fut seulement le 24 germinal an VII, que le Directoire exécutif ordonna la fin de ce scandale et arrêta que les restes de Turenne seraient transportés

[1] Séance du Conseil des Cinq-Cents, présidence de Boissy d'Anglas, 15 thermidor an V. — *Moniteur* du 10 août 1796.

dans le Musée des Monuments français, et qu'ils seraient déposés dans un sarcophage placé dans le jardin Élysée de cet établissement.

Et c'est ainsi que le 24 prairial, à la nuit tombante, le citoyen Lesieur, dans une carriole que lui avait procurée un nommé Berthier, officier de l'arsenal, se rendait au Jardin des Plantes « pour retirer les restes du guerrier recommandable par sa valeur et ses vertus civiques, d'un lieu où il était confondu avec des objets de curiosité publique »[1]. Arrivé au Muséum à huit heures du soir, il trouvait là Alexandre Lenoir, administrateur du Musée des Monuments français, les citoyens Binart et Pachez, et les frères Sauvé qui l'attendaient pour procéder à l'enlèvement du cercueil.

Le lecteur nous saura gré de citer textuellement un extrait du procès-verbal de cette translation, lui épargnant ainsi tous les orne-

[1] *Procès-verbal de translation des restes de Turenne, du 24 prairial an VII.* L'original de ce document est conservé dans les archives de M⁰ Jousselin, aujourd'hui titulaire de l'étude du citoyen Potier, chez qui il fut déposé par acte du 29 vendémiaire an VIII.

ments oratoires, susceptibles de lui enlever quelque chose de sa saveur :

« Nous étant fait donner connaissance du lieu où étaient déposés les restes de Turenne, nous fûmes introduits dans un local servant de laboratoire, au milieu duquel était posée, sur une estrade de bois peint en granit, une caisse en forme de cercueil, aussi de bois peint, vitrée par dessus, de la longueur de 1 mètre 97 millimètres, dans laquelle on nous a déclaré que le corps de Turenne était enfermé. Nous remarquâmes, en effet, au travers du vitrage qui couvrait ce cercueil, un corps étendu, enveloppé d'un linceul, lequel avait été déchiré et découvrait la tête jusqu'à l'estomac : ce qui nous ayant portés à le considérer plus attentivement, il nous parut que ce corps avait été embaumé avec soin dans toutes ses parties, ce qui en avait conservé toutes les formes. Le crâne avait été coupé et remplacé ou recouvert d'une calotte de bois de la même forme, mais excédant dans toute sa circonférence. Toutes les formes du visage ne nous parurent pas tellement altérées, que nous ne pûmes reconnaître les traits que le marbre nous a laissés de ce grand homme ; il restait encore des effets du funeste coup qui l'enleva au milieu de ses triomphes, et qui lui causa sans doute une violente convulsion dans la figure, ainsi qu'il nous a paru par l'état de la bouche extrêmement ouverte. Et continuant à considérer ces respectables restes, nous aperçûmes que les bras étaient étendus de chaque côté du corps, et que les mains étaient croisées sur la région du ventre ; le reste était enveloppé du linceul et offrait les formes ordinaires. Sur le côté du cercueil était attaché une inscription gravée sur une plaque de cuivre, qui paraît être celle qui avait été placée sur l'ancien cercueil où ce corps avait été renfermé, sur laquelle nous lûmes ce qui suit :

« *Ici est le corps de sérénissime prince Henri de la Tour d'Auvergne, vicomte de Turenne, maréchal général de la cavalerie légère de France, gouverneur du haut et du bas Limousin, lequel fut tué d'un coup de canon à Salzbach, le XXVII Juillet, l'an M.DC.LXXV[1] »*.

Cette constatation terminée, les ouvriers chargèrent dans la carriole ce cercueil dont le couvercle de verre laissait voir la face momifiée du héros, les yeux clos et la bouche ouverte ; et très tard dans la nuit, la berline, qui ne rappelait guère le deuil triomphal, ni l'enthousiasme funèbre de 1675, entra avec son lugubre chargement dans la cour du Musée des Monuments Français. La bière tirée hors de la voiture fut déposée dans un coin de l'immeuble, en attendant le sarcophage commandé en son honneur[2].

Pendant deux ans, les restes de Turenne

---

[1] C'est le lieu de signaler l'intéressante page qu'a consacrée notre distingué confrère, le Dr Cabanès, à l'odyssée du cœur du vaillant capitaine, dans son *Cabinet secret de l'Histoire*, 3° s. p. 310. Ce cœur, échappé au vandalisme révolutionnaire, est conservé aujourd'hui au château de Saint-Paulet « dans une enveloppe de plomb, revêtue d'un sac de velours cramoisi », pour emprunter à notre érudit collègue des détails toujours si précis et si minutieux.

[2] Ce sarcophage fut exécuté sur un dessin de A. Lenoir. — *Procès-verbal* cité plus haut. Une couronne et des attributs

figurèrent dans le nouveau Musée, mais
guère plus noblement qu'au Jardin des Plantes,
à côté d'une tombe mérovingienne, des effigies d'Héloïse et d'Abailard et du sarcophage
peut être d'une petite-fille de Sésostris. En
1800 seulement, à peine investi de toutes les
attributions du pouvoir suprême, le Premier
Consul trouva la place qui convenait aux
dépouilles du capitaine du Grand Siècle, qui
avaient eu une si étonnante odyssée : il
ordonna leur translation sous le dôme des
Invalides, dans ce lieu silencieux et sacré où
vont se reposer les soldats de la patrie, et
où lui-même devait dormir un jour, au milieu
du temple consacré par la Religion au Dieu
des armées.

Le 22 septembre 1800, le canon des Invalides annonçait la solennité. C'était la même

de guerre décoraient ce tombeau à quatre faces et de forme
antique, avec cette inscription :
*Passant, va dire aux enfants de Mars que Turenne est dans
ce tombeau.*
Des lauriers, des chênes et des sapins ombrageaient ce monument.

foule, le même enthousiasme qu'on devait
voir quarante ans plus tard, lorsque le cercueil du grand Empereur, longtemps bercé
par les murmures de l'Océan, entra sous le
dôme digne de lui. A deux heures de l'après-
midi, le corps de Turenne placé sur un char
de triomphe, traîné par quatre chevaux blancs
quittait le Musée des Monuments français.
Sur le cercueil était placée l'épée du héros [1].
Un cheval pie [2], harnaché comme au temps du
grand roi et conduit par un nègre, ouvrait la
marche. Le pompeux cortège traversa Paris
au milieu d'une foule immense, saluant de
ses acclamations le vaillant capitaine dont le
caractère égala le génie. Il était trois heures
quand le précieux dépôt pénétra sous le dôme
où l'attendait le Premier Consul [3].

Ce fut Carnot, ministre de la guerre, qui
parla, devant le cercueil pompeusement paré,

---

[1] Elle avait été conservée dans la famille de Bouillon et
prêtée pour la cérémonie.

[2] Comme celui que montait Turenne.

[3] *Moniteur universel* du 3 vendémiaire an IX.

au nom du gouvernement : « Vos yeux sont
fixés sur les restes du grand Turenne ; voilà
le corps de ce guerrier si cher à tout Français,
à tout ami de la gloire et de l'humanité...
Demain nous célébrons la fondation de la
République. Préparons cette fête par l'apo-
théose de ce que nous laissèrent de louable et
de justement illustre les siècles antérieurs.
Ce temple n'est pas réservé à ceux que le
hasard fit ou doit faire exister sous l'ère républicaine, mais à ceux qui, dans tous les temps,
montrèrent des vertus dignes d'elle. Désormais, ô Turenne ! tes mânes habiteront cette
enceinte ; ils demeureront naturalisés parmi
les fondateurs de la République, ils embelli-
ront leurs triomphes et participeront à leurs
fêtes nationales.

« Aux braves appartient la cendre du brave ;
ils en sont les gardiens naturels ; ils doivent
en être les dépositaires jaloux. Un droit reste
après la mort au guerrier qui fut moissonné
sur le champ des combats : celui de demeurer
sous la sauvegarde des guerriers qui lui sur-

vivent, de partager avec eux l'asile consacré à la gloire ; car la gloire est une propriété que la mort n'enlève pas...

« C'est au nom de la République que ma main doit déposer ces lauriers dans sa tombe. Puisse l'ombre du grand Turenne être sensible à cet acte de la reconnaissance nationale, commandé par un gouvernement qui sait apprécier les vertus [1] ! »

Le ministre de la guerre déposa sur le cercueil une couronne de laurier, et une symphonie militaire termina la cérémonie [2].

---

[1] « Discours prononcé par le citoyen Carnot, ministre de la guerre, dans le temple de Mars, à la cérémonie de la translation du corps de Turenne, le cinquième jour complémentaire an VIII ». — *Moniteur universel*, 1er et 2 vendémiaire an IX.

[2] *Moniteur universel*, 3 vendémiaire an IX.

CHAPITRE V

LES TOMBEAUX DE LOUIS VII, DE LOUIS XI ET DE PHILIPPE Ier

« Dormez votre sommeil, grands de la terre, et demeurez dans votre poussière », s'était écrié le plus éloquent des orateurs, et cent ans après, Saint-Denis, le sépulcre immense, était vide. Quels mouvements oratoires le grand évêque eut ajoutés aux chefs-œuvre de son éloquence, si, en montrant les cercueils des rois sous les arches funèbres, il eût pu prévoir l'avenir ! De toutes les sépultures royales, une seule, celle de Louis VII inhumé à Barbeau, à dix lieues des flèches de Saint-Denis, échappa au vandalisme révolutionnaire.

A Cléry, le mausolée du monarque dont nous pouvons encore après quatre siècles apprécier la grandeur de l'œuvre, l'unité de la France, fut entièrement démoli [1]. La tête du roi fut séparée d'un coup de pioche, et les débris du mausolée furent jetés dans une charbonnière à côté de l'église [2]. Recueillis plus tard par Alexandre Lenoir, ils allèrent rejoindre à Paris, au musée des Monuments français, tous les débris des sépulcres de Saint-Denis. En 1816, la statue du roi, après de nouvelles réparations faites particulièrement

[1] Le mausolée primitif de Wrine, sculpteur, et Conrad orfèvre, avait été détruit par les Calvinistes. Le mausolée en marbre blanc, rétabli par Louis XIII, était l'œuvre de Michel Bourdin, artiste orléanais.

S'il faut en croire les historiens, « les Huguenots sous la conduite de Condé ont violé les tombeaux de Cléry, en particulier celui du roi. Ils arrachèrent de la tombe les os de Louis XI qu'ils espéraient trouver dans un cercueil d'argent et les jetèrent aux chiens comme ses cendres au vent. On prétend même que le soldatesque jouait à la boule avec la tête du roi. » Jarry, *Hist. de Cléry*, Herluison, Orléans, 1899.

Ajoutons que la sépulture royale, creusée sous la statue, renfermait non seulement le cercueil de Louis XI, mais les restes mortels de Charlotte de Savoie, sa femme, ceux de Louis, leur fils, le cœur de Charles VIII, enfin les restes de François de France, troisième fils du souverain.

[2] Le prix de la démolition s'éleva à 23 livres 12 sols 6 deniers.

à la tête, aux mains et au manteau, reprit le
chemin de Cléry : elle fut placée sur un nouveau piédestal, orné de quatre colonnes [1].

Dans le pays, on savait, à n'en pas douter,
que, lors de la destruction du mausolée, aucun
ossement n'était sorti de l'église, et pour
tout le monde Louis XI restait toujours couché
dans sa demeure funèbre, à l'ombre de sa statue ébréchée et sous la bonne garde de la
Vierge du pays.

Ce ne fut que vingt-trois ans après la violation des tombes qu'on sut ce qui s'était passé
au mois d'octobre 1793, lorsqu'un jour le
sculpteur Romagnesi fit une visite du caveau :
« L'entrée dont la voûte avait été détruite,
dit Vergnaud Romagnesi, est tournée vers
l'est. Dix à douze marches conduisent dans
l'intérieur peu spacieux, et alors obstrué
par quelques décombres. Une tombe en pierre
de grande dimension et découverte, contenait
des ossements, des fragments d'étoffes et de

[1] Le monument fut réparé par M. Pagot, architecte, et
M. Romagnési, sculpteur.

velours de soie rouge, mêlés avec de la terre
et des débris de vitraux peints. Les ossements
ayant été extraits, il nous a semblé en reconnaître une portion appartenant à un squelette
d'enfant. Deux têtes, dont une évidemment
sciée, probablement pour être embaumée, se
trouvaient en dessus et en dessous des décombres. A gauche du caveau, sur des pierres
était une boîte en bois qui tomba presque
entièrement en poussière ; elle avait été liée
par des rubans scellés d'un cachet de cire
d'Espagne rouge, portant les armoiries d'un
évêque et d'un abbé, ayant en chef trois fleurs
de lys surmontées de trois épées nues. Près
de là était déposé un vase de verre, enveloppé
d'un enduit blanchâtre semblable à du plâtre.
Le verre, sans être altéré, était cependant
très irisé ; il contenait une substance semblable
à une éponge à demi-consumée, et sa forme
indiquait un cœur. »

Durant cette visite, ajoute M. Touchard-
Lafosse, ·au livre duquel nous empruntons
tous ces détails, « on vit un nom ·charbonné

sur le mur avec la date de 1793. L'individu, qui
s'était révélé ainsi, habitait Beaugency ; on
l'envoya chercher par des gendarmes afin d'en
obtenir, s'il était possible, quelques renseignements. Cet homme dit que le cercueil
de plomb avait été enlevé par ordre de l'au-
torité, et que les ossements avaient été reje-
tés pêle-mêle dans celui de pierre qui était
resté découvert. De là cette confusion de
terre, de vitraux, de débris souverains qu'on
avait trouvés dans le caveau [1]. »

Aujourd'hui, deux sarcophages contiennent
toutes ces poussières.

Dans l'ancien cercueil de pierre [2] qui n'a pas
changé de place, ont été déposés avec ordre
les deux crânes et une partie des ossements
reconstituant deux squelettes entiers qu'on
considère comme les dépouilles mortelles de
Louis XI et de Charlotte de Savoie. Un cou-

[1] Touchard-Lafosse. *La Loire historique, pittoresque et anecdotique.* Delahays, Paris, 1856.

[2] Il mesure 2ᵐ,30 de long, 0ᵐ,80 de haut, 0ᵐ,63 de largeur aux pieds et 0ᵐ,85 à la tête.

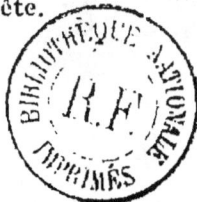

7

vercle de pierre moderne, avec une ouverture vitrée, permet d'apercevoir les crânes
présumés des deux monarques.

Un autre cercueil de pierre, plus petit,
construit pour la circonstance, contient les
autres ossements.

* *
*

A dix lieues de Cléry, sur les bords
mêmes du fleuve où une jeune fille des
champs, fièrement armée d'une épée fleur-
delisée, vint de Lorraine rendre le prin-
temps à la patrie, au milieu des prairies
verdoyantes et des blés jaunissants du Val
d'Or, s'élève la Basilique qui a gardé le nom
et le souvenir de Saint-Benoît, et qu'un roi
de France avait choisie pour l'abri de son
repos éternel.

Lorsqu'au mois d'octobre 1793, les spolia-
teurs de tombeaux vinrent exécuter le décret
de la Convention, ils s'arrêtèrent « sous la
coupole de la Basilique, au point central de la

croisée » [1], devant un tombeau de pierre vieux
de sept cents ans, sur lequel était couchée
l'effigie de Philippe Ier, les yeux fermés, une
couronne de trèfle sur la tête et un épervier
à la main. Le fils de Henri Ier, en désignant
cette église pour sa sépulture, avait pensé
avec justesse qu'un sépulcre à Saint-Denis
ne valait pas un paisible monument dans la
vallée de la Loire, près du flot languissant
du beau fleuve. En effet, les administra-
teurs du district d'Orléans firent preuve, ce
jour-là, d'une surprenante modération. On se
contenta de démolir le mausolée qui fut jeté
hors de l'église, sans toucher au cercueil du
solitaire qui demeure aujourd'hui encore sous
la voûte abbatiale, comme une relique du
vieux monde détruit [2].

[1] L'abbé Rocher. *Description archéologique de l'église
abbatiale de Saint-Benoît-sur-Loire*. Jacob, Orléans, 1865.

[2] L'ouverture en eut lieu le 1er juillet 1830, suivant procès-
verbal dressé en présence du préfet du Loiret et Pagot, architecte : « Le roi était placé à découvert, dans un cercueil qui
paraissait être de chêne, autant qu'on en pouvait juger, étant
très consumé. Il paraissait être d'une haute stature; on dis-
tinguait tous les membres et leurs formes : la tête présentait,
dans la mâchoire supérieure, les dents placées dans leurs

alvéoles et blanches comme de l'ivoire. On ne découvrit rien
de la mâchoire inférieure. Les bras étaient allongés près du
corps. Le tout, en conservant ses formes, s'était affaissé et
couvert d'une croûte que du linge et des bandelettes embaumés avaient formée. On y voyait encore des plantes odorantes
dont quelques débris faisaient présumer que c'était de la
menthe et autres plantes d'une forte odeur. Les bandelettes
qui enveloppaient tout le corps depuis les épaules jusqu'aux
pieds étaient tissues de soie à fleurs et feuilles courantes sur
chaîne de soie écrue. On a trouvé vers l'abdomen, sous ces
bandelettes, des débris de linge qui semblaient tissu de chan-
vre et de lin. Malgré les assertions historiques qui rappor-
tent que Philippe mourut sous la bure monastique, on n'a
trouvé dans son tombeau aucuns débris d'habits religieux. »

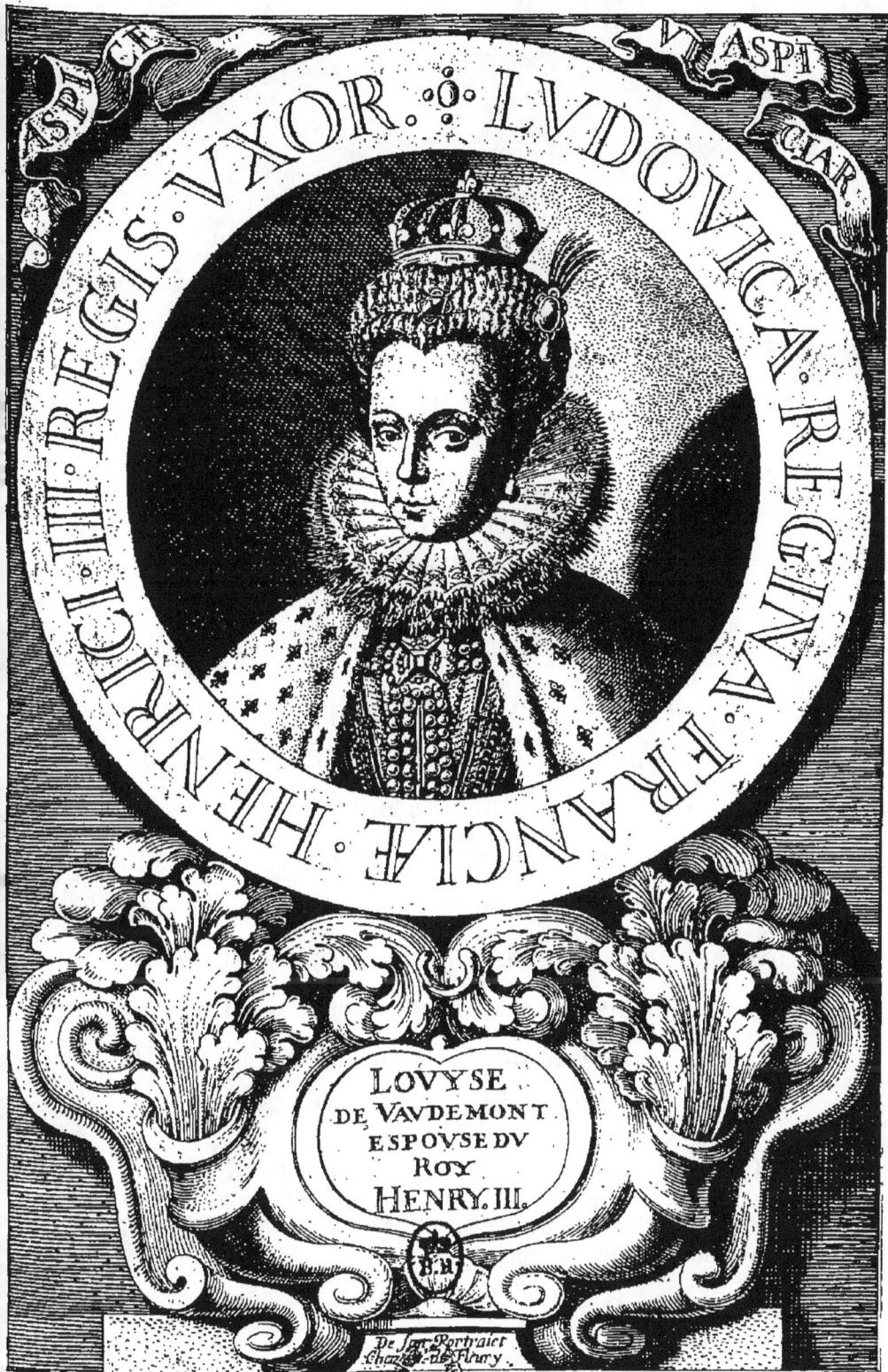

ASPI CE VI ASPI CIAR

LVDOVICA · REGINA · FRANCIÆ · HENRICI · III · REGIS · VXOR

LOVYSE
DE VAVDEMONT
ESPOVSE DV
ROY
HENRY. III.

De Jnn. Portraict
Chevalier de Fleury.

Cl. Reymond.

CHAPITRE VI

LOUISE DE LORRAINE. — L'ODYSSÉE
D'UN CERCUEIL ROYAL

Au début de ce chapitre, qui termine le récit proprement dit des profanations, un court prologue historique nous semble nécessaire pour l'intelligence des faits.

Le 2 août 1589, le dernier des Valois, qui avaient donné treize rois à la France, tombait, à Saint-Cloud, sous le couteau d'un jeune frère du couvent des Dominicains[1]. Henri III avait eu le temps de frapper son assassin au

---

[1] L'Estoile rapporte que le roi venait de se lever, qu'il était assis sur une chaise percée, ayant une robe de chambre jetée sur ses épaules. Dr Rondelet, *La Médecine internationale*, L'hygiène d'autrefois, 1905.

visage. Il expirait à l'âge de trente-huit ans,
et la race des Valois disparaissait après avoir
plongé la France dans le chaos, laissé la
couronne avilie et la Ligue près de triom-
pher.

La reine, Louise de Lorraine[1], qui, toute sa
vie, avait été pieuse, charitable, aimant surtout à soigner les malades et à consoler les
prisonniers, se retirait à Chenonceaux pour
pleurer et prier. Et c'est ainsi que, dans l'ancien château de cette belle Diane dont le sou
rire avait illuminé plusieurs règnes, la veuve
de Henri III passa la fin de ses jours, repliée
sur son deuil, vénérée et sainte, comme dans
le silence, la solitude et la paix profonde d'un
couvent.

Une fois l'an, pourtant, dès les premiers
beaux jours, elle quittait son château de la
Renaissance pour venir à Paris. Elle traver-

---

[1] Née à Noměny, 1553-1601, fille de Nicolas de Lorraine,
comte de Vaudemont, épousa Henri III, deux jours après le
sacre, non par une pensée politique, mais par une fantaisie
amoureuse du roi de France.

sait le village de Saint-Cloud, longeait le vieux
château, — quel tragique souvenir ! c'est là
qu'il avait été assassiné ! — gagnait la capitale, et y restait quelques semaines. Elle visitait les couvents, aimant à partager l'existence
calme et recueillie des religieuses ; elle avait
eu si peu de joies, la pauvre femme ! Dégoû-
tée des orages et des tristesses de la cour, la
placidité de ces retraites lui plaisait comme
le frais d'une oasis au sortir d'une plaine brû-
lante. Elle visitait aussi les pauvres et prodi-
guait partout la double aumône de la richesse
et de la bonté.

En 1601, ayant poussé son voyage jusqu'à
Moulins, elle y tomba malade et fut forcée de
s'aliter. Elle devait finir là une vie toute de
douceur et de chagrin : elle mourut au bout
de quelques jours[1], en demandant la chapelle d'un couvent pour son repos éternel,
sous la dernière dalle destinée à quelque
capucine.

[1] Le 29 janvier 1601.

Le corps de Louise de Lorraine fut, sans doute, inhumé provisoirement à Moulins ; mais, faute absolue de documents, nous sommes forcé de rester à ce sujet dans un vague plein de prudence. Ce qui est certain, c'est que son cercueil fut transporté à Paris et qu'il y subit des translations successives, comme le prouve, sans conteste, la suite du récit.

Louise de Lorraine qui avait passé presque tout son règne dans le château de Bourges, dans l'effacement et étrangère aux fêtes de la Cour, avait conçu le dessein de fonder dans cette ville un couvent de Capucines. Elle ne put l'exécuter ; mais, à sa mort, elle laissa pour cette fondation une somme de 600 000 livres.

En 1605, Mme de Luxembourg, duchesse de Mercœur, sa belle-sœur, exécutait en partie la volonté de la défunte reine, et au lieu de fonder un couvent à Bourges, elle le fondait à Paris. Après avoir habité une maison que possédait la duchesse au faubourg Saint-Antoine, les Capucines se fixèrent en 1608, dans la rue Saint-Honoré, vis-à-vis les Capucins[1]. Elles portèrent d'abord le titre de *Filles de la Passion*, et, suivant l'Estoile, elles figuraient aux processions publiques, les pieds nus avec des sandales, la capuce renversée, portant une couronne d'épines sur la tête.

En 1683, Louvois, qui cherchait à caresser l'orgueil de son maître, eut l'idée de créer une place grandiose dans le genre de celle qui se formait à l'autre extrémité de la rue des Petits-Champs, la place des Victoires. L'emplacement choisi était occupé dans son centre par l'hôtel de Vendôme, bâti par Henri IV pour son fils bien-aimé, César de Vendôme, l'aîné des enfants que lui donna Gabrielle d'Estrées. Louis XIV, qui aimait la magnificence et les majestueux espaces, fit acheter l'hôtel, toutes les terres, jardins et propriétés qui l'entouraient, même le couvent des Capu-

[1] Pompiers de l'époque : jusqu'en 1712, ils étaient seuls chargés d'éteindre les incendies dans la capitale.

cines, qui fut transféré rue Neuve-des-Champs.
On démolit l'hôtel en 1687, et les travaux
commencèrent sur un plan qui devait faire de
cette place la plus gigantesque de l'Europe.
Elle fut appelée la place *Louis-le-Grand*[1].

Mais le déclin du soleil du grand siècle
était venu : c'était la tristesse du crépuscule
qui s'étend avec le poids du jour sur la fin des
longs règnes comme sur celle des belles journées. Tout fut interrompu, et cette interrup-
tion dura jusqu'en 1698, à la paix de Ryswick.
Comme la France semblait se relever, M. de
Pontchartrain, alors ministre, proposa une
reprise des travaux. Mais le roi s'y opposa en
raison de la misère qui désolait le royaume.
On se borna à construire la place de forme
octogone, dans le style corinthien, sur un
dessin de Mansard, telle qu'on la voit aujour-
d'hui.

La nouvelle église des Capucines avait sa

[1] Pendant la Révolution, elle prit le nom de *Place des
Piques* ; mais le public routinier, lui continuant la dénomina-
tion de l'hôtel qu'elle remplaçait, l'appela constamment *Place
Vendôme* ; ce nom a prévalu.

façade dans l'axe même de la place et servait
de perspective et de décoration à cette place.
Elle contenait de fastueux mausolées qui lui
donnaient un caractère de mystérieuse et
funèbre poésie : c'était ici le tombeau qui
rappelait la colère du nouvel Assuérus et les
fautes du nouvel Aman[1] ; là le mausolée du
maréchal de Créquy soutenu par l'Espérance[2] ;
plus loin le tombeau du ministre auquel le
règne de Louis XIV doit presque toute sa

[1] Le roi avait ordonné que Louvois fût inhumé dans les
caveaux de l'église des Invalides, et cet ordre fut exécuté.
Mais en 1699, la famille de l'ancien ministre obtint l'autorisation de faire transporter ses dépouilles mortelles dans l'é-
glise des Capucines.

Le tombeau de Louvois, œuvre de Girardon, de Desjardins
et van Clève, fut transféré sous la Révolution, au musée des
Monuments français. Un groupe de marbre représentait le
ministre d'Etat à demi couché, s'appuyant sur le bras droit et
portant la main gauche à son cœur, et sa femme, agenouillée
à ses pieds, offrant l'image de la douleur.

Adossées au piédestal, deux statues en bronze figuraient
l'une la Prudence et l'autre la Vigilance.

A la suite de la suppression du Musée, les descendants
de Louvois obtinrent en 1819 l'autorisation de transférer son
mausolée à Tonnerre, dans la chapelle de l'hôpital fondé en
1293 par Marguerite de Bourgogne, femme de Charles, frère
de saint Louis.

[2] Le monument du duc de Créquy, dû aux ciseaux de Maze-
line et Hurtrelle, figure aujourd'hui dans l'église Saint-
Roch.

grandeur[1]; et aussi dans une petite chapelle, celui de l'intrigante marquise qui avait su joindre la direction des affaires à celle des plaisirs du vieux roi, et, à côté, celui de sa fille[2].

La Révolution éclate, les troubles politiques répandent l'effroi, les capitaux languissent, la monnaie s'enfouit. L'Assemblée législative décrète 400.000.000 d'assignats forcés, et la chapelle des Capucines devient l'hôtel des Monnaies de la Révolution. On y établit des presses à imprimer; et l'on vit alors, sous la voûte de l'ancienne église abbatiale, le tableau insolite d'une bande de graveurs et de typos

[1] Le tombeau de Colbert, par Coysevox, décore aujourd'hui l'intérieur de l'église Saint-Eustache.

[2] Alexandrine-Jeanne, née du mariage de Mme de Pompadour avec Le Normant d'Etioles, neveu d'un fermier général.
Madame de Pompadour fut inhumée dans un caveau de l'église des religieuses capucines, conformément aux volontés qu'elle avait exprimées par un testament du mois de novembre 1757. Sa famille avait demandé que l'inhumation fût précédée d'une oraison funèbre. Voici comment le religieux, chargé de cette mission difficile, s'en acquitta : « Je reçois le corps de la très haute et très puissante dame, madame la marquise de Pompadour, dame du palais de la reine; elle était à l'école de toutes les vertus, car la reine modèle de bonté, de piété, de modestie, d'indulgence, etc. »

gouailleurs, installés dans le sanctuaire qui
avait abrité les plus saintes et les plus
muettes des existences. De là sortirent ces
assignats qui inondèrent le pays. Leur planche
ne fut brisée qu'en 1796, après qu'il en eut
été tiré pour 45 milliards.

La tourmente était passée, et Napoléon
entrait en scène avec son génie et ses victoires. La chapelle fut mise en vente : un
bourgeois de l'époque, moins épris d'architecture que d'arithmétique, mit le compas et
l'équerre dans le monument consacré par tant
de souvenirs; il crépit les murs, dressa des cloi-
sons, entassa des constructions de plusieurs
étages, en fit, en un mot, une véritable cité
avec des fenêtres toutes blanches et des bou-
tiques marron à filets d'or au rez-de-chaussée.

Or, il arriva qu'au cours de ces divers amé-
nagements, les ouvriers mirent à jour l'orifice
d'un caveau abandonné. Ce fut pour l'architecte un coup d'inspiration subite : esprit
pratique, songeant de suite aux détails les

plus éminemment familiers de l'existence, il
fit édifier sur cette fosse toute trouvée, un de
ces édicules que la pruderie française baptise
aujourd'hui d'un nom d'outre-manche, et pendant de longues années, nos lecteurs se l'ima-
ginent facilement, ce fut un va-et-vient continu
des locataires de cette nouvelle cité qui passèrent à tour de rôle, dans cet endroit écarté,
des minutes de solitude tout à fait étrangères
à la misanthropie.

En 1806 [1], ce quartier populeux était démoli
et la chapelle désaffectée de l'ancien couvent
n'échappait pas à l'inévitable démolition qui
faisait disparaître tous les monuments étouffés
par les nouvelles constructions. On l'abattit [2].
Mais quand les ouvriers furent appelés à vider
la fosse donnant sous l'édicule où, depuis dix
ans, toute une population se livrait tranquil-

---

[1] Lors du percement de la rue de la Paix, qui porta le nom
de Napoléon jusqu'en 1814.

[2] De l'église des Capucines on conserve à Notre-Dame un
bas-relief en bronze doré, la *Mise au tombeau* (Van Clève),
qui décore le socle de la *Pieta* de Coustou, derrière le maître-
autel.

lement à l'antithèse de la soif et de la faim, ils furent tout ébahis, en barbottant au fond de la fosse d'aisances, de trouver, enfouie sous la vase, une immense caisse rectangulaire, à son métallique, dont la présence, en pareil lieu, leur parut inexplicable.

On parvint à retirer cette caisse étrange, et la stupéfaction fut à son comble quand, après avoir grossièrement débarrassé une immense enveloppe de plomb de son enduit noirâtre et peu parfumé, on lut sur une plaque de marbre noir, scellée au mur au-dessus du cercueil :

CY GIST
LOUYSE DE LORRAINE
ROYNE DE FRANCE ET DE POLOGNE
QUI DÉCÉDA A MOULINS, L'AN MIL SIX CENS UN,
ET LAISSA VINGT MIL ESCUS
POUR LA CONSTRUCTION DE CE CONVENT,
QUE MARIE DE LUXEMBOURG,
DUCHESSE DE MERCŒUR SA BELLE-SŒUR
A FAICT BASTIR, L'AN MIL SIX CENS CINQ.
PRIEZ DIEU POUR ELLE[1]

[1] Cette épitaphe était gravée en lettres rouges et encadrée par une bordure de larmes et de croix de Lorraine.
Elle portait les Armes, D'OR à la bande de gueules chargée

Un cercueil royal dans une fosse d'aisances !
C'était à n'en pas croire ses yeux. Cent ans
après, l'étonnement dure encore.

Et ce ne dut pas être un tableau d'un effet
bien poétique, ni un beau sujet de fresques
pour panthéons, que la vue de ces ancêtres
des ouvriers de la Compagnie Richer, allant,
venant, tout ébahis et ne sachant que faire,
autour de ce cercueil dégouttant d'un liquide
nauséabond, objet historique tout à coup
exhumé d'un lieu dont l'histoire n'offre pas
d'exemple.

Le jour même, le ban, l'arrière-ban, tout le
clan des antiquaires et des archéologues
accouraient en hâte voir le nouveau trésor
archéologique, et, le mouchoir sur la bouche,
les narines serrées, les curieux demeurèrent,
toute une après-midi, penchés sur ce cercueil
et sur l'abîme de leurs méditations.

Le Gouvernement prévenu, le Conseil des
ministres s'assembla, sous la présidence de

de trois alerions d'argent ; au lambel d'azur en chef brochant
sur le tout.

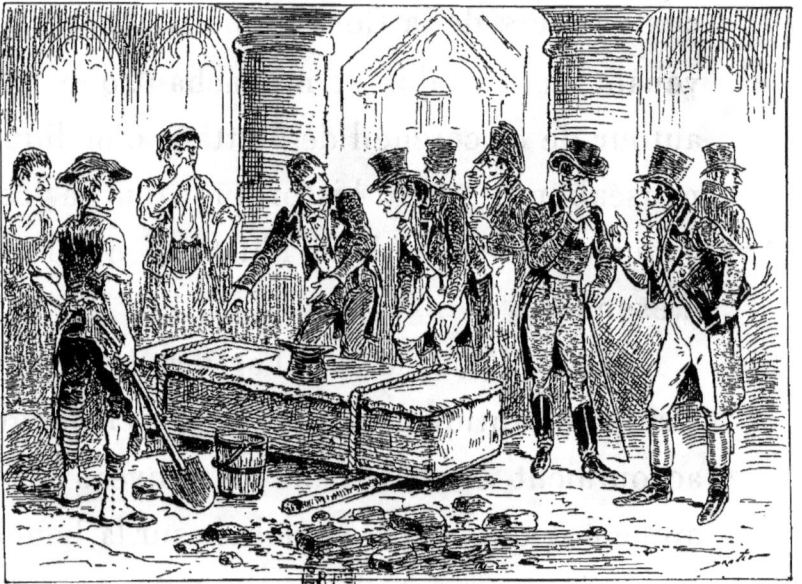

L'EXHUMATION DE LOUISE DE LORRAINE. EN 1806.

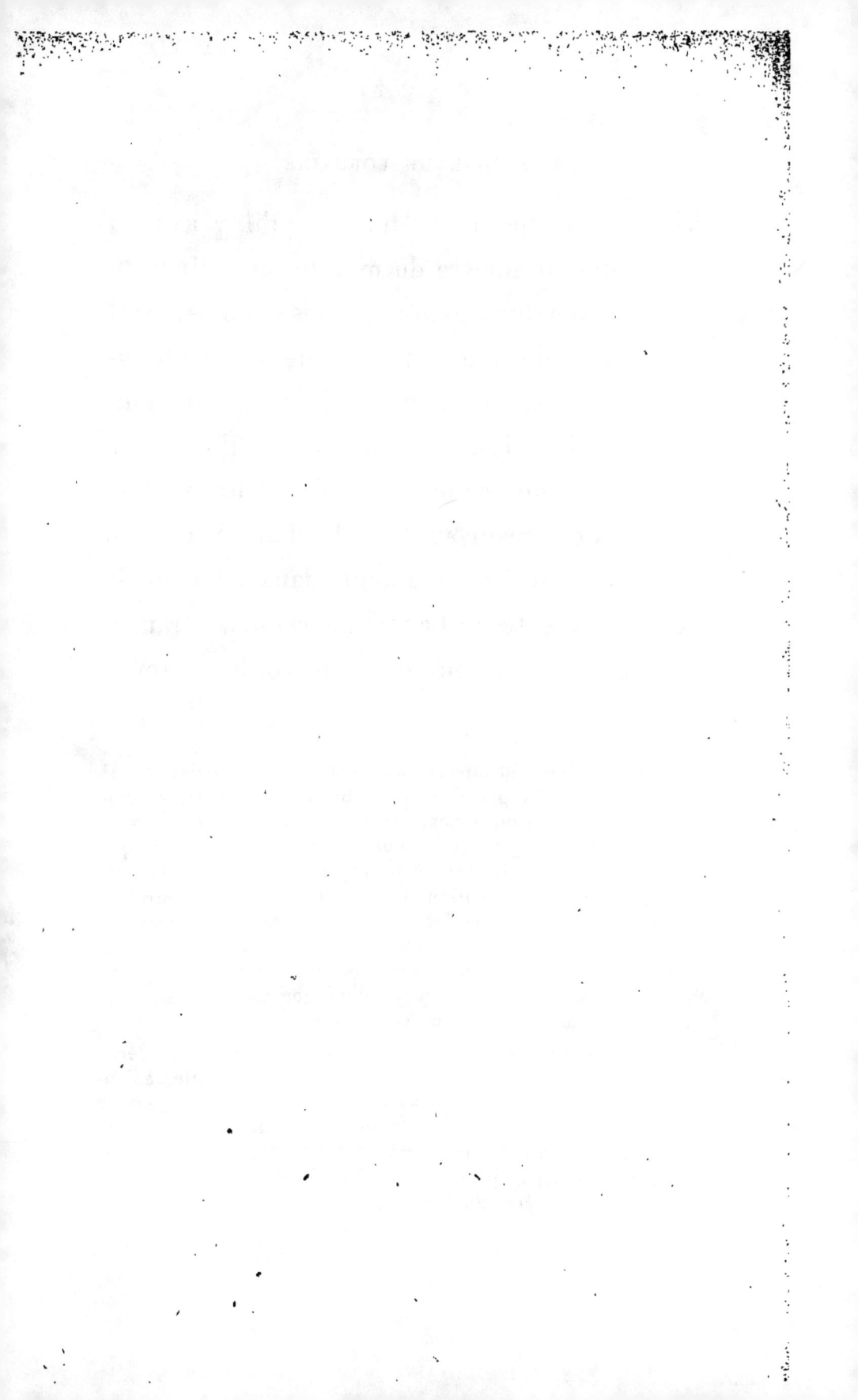

l'Empereur, pour arrêter ce qu'il y avait à
faire. Mais le maître du monde, au milieu du
sens dessus dessous général des peuples, avait
bien autre chose en tête, et il ne fixa pas longtemps son attention sur un objet aussi insigni-
fiant que le cercueil d'une femme. Il ordonna
l'achat d'une concession de deux mètres
carrés de terrain au Père-Lachaise[1], et l'on
déposa administrativement, dans un coin de
terre[2], les restes de l'ancienne reine de France,
à peu près comme on enterre les suppli-
ciés.

[1] Ce cimetière fut ouvert aux morts le 1er prairial an XII
(21 mai 1804). Le premier corps enterré dans la fosse commune fut celui du porte-sonnette de l'un des commissaires de
police du faubourg Saint-Antoine. Notons, à ce propos, que
jusque vers 1840, époque où fut établie la taxe du balayage,
les propriétaires et boutiquiers étaient chargés de l'entretien
de la chaussée ; et tous les matins, vers les huit heures, un
employé subalterne du commissariat parcourait les rues en
agitant une sonnette, pour avertir les habitants du passage du
commissaire de police, chargé d'infliger une amende aux
personnes retardataires ou négligentes.

[2] La sépulture de Louise de Lorraine se trouvait au Père-
Lachaise entre le chemin Suchet et le chemin Abadie, à l'endroit où l'avenue des Acacias fait un coude pour rejoindre
l'allée transversale n° 1 ; la tombe se trouvait sur la droite
dans le massif 29 (actuellement 38° division); elle a été remplacée depuis par la tombe de Rouillé du Coudras. *Guide
dans les cimetières de Paris*, Faure, 1865.

*
* *

On était en 1815, l'ère du glaive était finie...
Tandis que Napoléon se retirait à la Malmaison avec l'Empire tombé, Louis XVIII rentrait aux Tuileries sous une voûte de drapeaux blancs. Dès les premiers moments de son retour, il songeait à Louis XVI et à Marie-Antoinette dont les restes reposaient au cimetière de la Madeleine. Il voulait aussi réunir à Saint-Denis tous les débris dispersés de ses ancêtres. Le 21 janvier 1815, comme nous le verrons plus loin, les dépouilles mutilées de son frère et de sa belle-sœur étaient portées solennellement à Saint-Denis, et Louis XVI et Marie-Antoinette reprenaient leur couche dans le caveau où le soldat, assis depuis dix ans sur le trône des Bourbons, avait commencé une sépulture pour sa race[1].

Peu de temps après, le cercueil de Louis VII,

[1] La crypte destinée à la dynastie napoléonniene, en vertu d'un décret du 20 février 1806, ne fut terminée que sous le second Empire. L'entrée est placée au milieu du transept.

inhumé dans l'abbaye de Barbeau[1] près Melun,
et qui avait échappé aux profanations d'octobre 1793, était, à son tour, porté dans l'ancien caveau des rois.

Et alors des gens se souvinrent qu'un autre
cercueil, échappé aussi au vandalisme révolutionnaire, séjournait dans un coin du Père-
Lachaise. Un soir, en 1816, au cercle du roi,
on conta à Louis XVIII l'odyssée de ce cercueil
longtemps enfoui en un lieu si étrange et qu'un
hasard avait seul exhumé.

A ce récit, le roi, vivement frappé, qui réu-
nissait à Saint-Denis les cendres des princes
de sa famille, s'empressa d'ordonner la translation, dans le caveau des Bourbons, de ce
cercueil égaré dont l'étrange odyssée peut être
rangée au nombre des plus surprenantes
curiosités de l'histoire.

Le 16 janvier 1817, « à trois heures de
l'après-midi, en présence de M. de Lalane,

[1] Ancienne abbaye d'hommes de l'ordre de Citeaux, fondée
par Louis VII, à 8 kilomètres sud-est de Melun.

conseiller d'État, de M. Jalabert, premier
vicaire de la métropole, d'un aumônier du
Roi, de M. le curé de Charonne, etc., on commença à procéder, dans le cimetière du Père-
Lachaise, à l'exhumation du corps de Louise
de Lorraine, reine de France et de Pologne,
épouse de Henri III. Les travaux et les dispositions nécessaires à l'ouverture de la fosse,
à la fouille et à l'exhumation, joints aux cérémonies et prières usitées en pareilles circonstances, durèrent jusqu'à sept heures du soir.
Le cercueil fut trouvé entier ; les ossements
qu'il renfermait furent déposés dans un autre
cercueil préparé à cet effet ». Puis le cortège
se mit en marche : « deux forts détachements,
l'un de gardes du corps, l'autre de dragons,
formaient l'escorte[1] », tous portant l'arme

---

[1] *La Quotidienne*, 17 janvier 1817. Le journal ajoutait :
« Louise de Lorraine avait fondé de son vivant un couvent de
Capucines à Moulins ; c'est de l'église de ce couvent où elle
avait été inhumée que son corps avait été transféré à l'église
abbatiale de Saint-Denis. » Le *Moniteur* donnait la même
version. Mais le lendemain, on lisait dans la *Quotidienne* :
« Nous tenons de la bouche d'un homme respectable, qui a
signé, comme commissaire assistant, le procès-verbal de
l'exhumation de Louise de Lorraine, qu'elle était morte à

sous le bras gauche, les étendards et instruments voilés de serge noire. Et très tard dans
la nuit, « à la lueur des flambeaux[1] », le cortège arriva sous la voûte de cette vieille basilique où étaient venus tour à tour s'engloutir
tous les rois.

La scène eut un caractère de grandeur
véritablement saisissante. La nuit était magnifique ; un plein clair de lune répandait sur la
façade de l'église cette lumière si favorable
aux grands effets.

Le clergé entonna le psaume des morts
devant le catafalque qui entrait dans la Basi-

Moulins en 1601, dans sa 47° année ; que, d'après une disposition expresse de son testament, son corps avait été transféré de Moulins à Paris, au couvent des Capucines, dont elle
était fondatrice et où il est resté, tant que les religieuses ont
subsisté et même quelques années après leur abolition.

« L'acquéreur de ce couvent ayant trouvé ce monument, et
par l'épitaphe inscrite sur un marbre noir, ayant connu qu'il
renfermait la dépouille mortelle d'une Reine de France, en
fit son rapport aux autorités d'alors (on croit que c'est en
l'an VIII). Les magistrats prirent toutes les dispositions
nécessaires pour l'exhumation du corps et sa translation au
cimetière du Père-Lachaise. Ainsi la fin de notre article
d'hier, sur cette princesse, n'était pas tout à fait exacte ». *La
Quotidienne*, 18 janvier 1817.

[1] *La France catholique*, années 1833-1834, p. 83.

lique. Après le *Dies iræ* chanté en sourdine,
l'absoute fut donnée, et le cercueil pénétra
dans la crypte au bruit des cloches interrompu
seulement par les versets de l'hymne de la
douleur et de l'espérance[1].

[1] Il fut déposé provisoirement dans l'ancien caveau de
Turenne. *La même.*

CHAPITRE VII

L'ENLÈVEMENT DU TRÉSOR
DE LA BASILIQUE

Dans les chapitres qui précèdent, nous venons de voir comment l'ouragan révolutionnaire avait soufflé sur la cendre des rois et dispersé leurs sépultures. Il nous semble que l'enlèvement du trésor de la Basilique, chargée de siècles et de souvenirs [1], est un post-scriptum obligé au récit de la destruction et de la violation des tombes.

---

[1] Le Trésor, avant la Révolution, fut plus d'une fois sur le point d'être pillé. Pendant la guerre civile entre les Armagnacs et les Bourguignons, l'abbaye eut fort à souffrir des deux partis; néanmoins le Trésor fut respecté. A la fin du XVIIᵉ siècle, les huguenots et surtout les ligueurs saccagèrent l'église; mais assez à temps le Trésor avait été déposé à Paris dans l'église Sainte-Croix de la Bretonnerie.

Or, le 12 novembre 1793, il se passait un
événement sur la place de la Basilique : toute
une foule se pressait, se bousculait devant
les portes de l'église ; des gens accouraient
des quatre coins de la ville ; des patriotes,
cocarde au bonnet, entonnaient des chants
d'allégresse et de patriotisme. Devant l'église,
six lourds chariots, chargés de caisses de
bois, ornés de drapeaux tricolores, entourés
d'hommes vêtus de surplis, de chasubles, de
chapes et de dalmatiques, et chantant le *Çà
ira*, prenaient le chemin de la Convention.
Vêtu de la carmagnole de rigueur, avec une
large écharpe aux couleurs nationales, le
citoyen Pollart, maire de la commune, marchait en tête du cortège : c'était un ancien
bénédictin, le premier prêtre du district qui
avait rompu ses vœux et jeté son froc par-
dessus les moulins[1]. Etait-ce lui ou une autre
forte tête de la municipalité qui précédait
les chariots, à califourchon sur un âne affublé

---

[1] *Moniteur* du 14 novembre 1793.

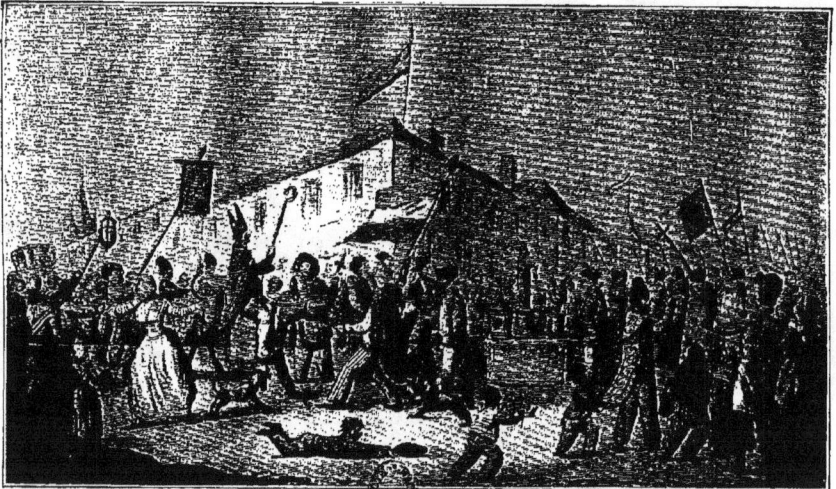

MASCARADE DE L'ENLÈVEMENT DU TRÉSOR DE LA BASILIQUE DE SAINT-DENIS

Aquarelle de l'époque, tirée de la collection Hennin, à la Bibliothèque Nationale

d'habits sacerdotaux ? Les renseignements ne sont pas précis à ce sujet ; mais le fait d'un patriote monté sur un mulet, rappelant les montures des prêtres de Cythère, qui figurait dans le cortège, est d'une incontestable authenticité[1].

Il était dix heures.

Ce préambule ne dit pas ce que contenaient ces six chariots. C'est pourquoi nous demandons au lecteur de nous permettre une digression.

Au moment de la Révolution, la Basilique renfermait des objets de valeur inestimable. A côté de souvenirs d'une absolue authenticité, des reliques les plus précieuses, d'objets

[1] « Les habitants de Saint-Denis vinrent faire hommage à la Convention des ornements de leurs opulentes églises. Ceux chargés de présenter ces offrandes étaient couverts de chasubles, de surplis et d'autres ornements de cette nature. On avait même affublé un âne d'habits sacerdotaux. » Beaulieu, *Les Souvenirs de l'Histoire, ou le Diurnal de la Révolution, pour l'an de grâce 1797.* L'auteur, emprisonné pendant la Terreur, eût l'idée de composer une sorte d'almanach pour l'an 1797, où chaque jour a pour éphémérides ce qui est arrivé le jour correspondant en 1793.

et de bijoux du plus grand prix, on conservait, depuis un temps immémorial, des reliques d'une authenticité plus contestable, naïfs échos des siècles pieux : citons la *lanterne de Malchus, des reliques d'Isaïe, une des amphores de Cana, du sang de Jésus-Christ, du lait de la Sainte Vierge !* etc...

Nous croyons intéresser le lecteur en donnant ici, avec l'orthographe et le caractère typographique de l'époque, le Mémoire du Trésor de Saint-Denis, tel que nous l'avons trouvé dans un exemplaire rarissime, que nous possédons, d'un ouvrage intitulé *Voyage en France*, par Du Verdier, Mathieu Libéral, 1685. Nous devons ajouter que l'état du trésor, tel que nous le reproduisons, s'était conservé intact jusqu'à la Révolution et constituait l'inventaire complet des six chariots qui roulaient, en ce moment, vers la Convention[1].

[1] L'enlèvement et la mise en caisse s'étaient effectués dans la nuit du 11 au 12 novembre, en présence du commissaire du district, du citoyen maire Pollart et de la municipalité de Saint-Denis. La salle du trésor se trouvait entre le collatéral

MÉMOIRE DES RELIQUES
qui font dedans le Trefor de
S. Denys en France.

PREMIEREMENT.

Un des Cloux de Nôtre Seigneur[1].

Une grande corne de Licorne[2] de valeur inefti-maale.

La Lanterne de Malcus[3], qu'il portoit lors que N Seigneur fut pris par les Iuifs au Iardin d'Olives.

méridional de la Basilique et le pavillon qui termine de ce côté la façade de la maison de la Légion d'Honneur. Elle fût démolie au commencement du siècle. Une lampe y brûlait sans cesse par respect pour les saintes reliques enfermées dans ce trésor. Les objets différents qui le composaient étaient placés dans cinq grandes armoires. (Voir Félibien.)

[1] Cette relique provenant du Trésor d'Aix-la-Chapelle, avait été offerte à l'abbaye de Saint-Denis par Charles le Chauve.

[2] Animal fabuleux qui avait la forme d'un cheval, avec une longue corne aiguë sur le front. « Si la crédulité du peuple était grande, l'ignorance des médecins ne l'était pas moins : Ambroise Parré, lui-même, dans son Traité des venins, a écrit une dissertation sur des animaux légendaires et monstrueux, véritable monument de grossière superstition ; son discours sur la Licorne est le chef-d'œuvre du genre ». Cabanès. *Les Poisons*, Paris, 1903. La corne en question était une défense de narval.

[3] « Judas donc, ayant accepté une cohorte et les serviteurs des princes des prêtres et des pharisiens, vint en ce lieu avec des lanternes... Simon Pierre frappa un serviteur du grand-prêtre et lui coupa l'oreille. Cet homme s'appelait Malchus » Jean XVIII.

Le Chef de S. Denys tout d'or maffif, porté par deux Anges, enrichy de pierreries [1].

En la premiere Armoire.

L A Croix de Saint Laurent qui eft d'or, enrichie de pierreries, dedans laquelle il y a une verge du gril ou S. Laurent fut martyrizé.

Le Menton de S. Louys [2] enchaffé en argent doré enri-chy de Pierreries.

L'Efpaule de faint Iean Baptifte, enchaffée en argent doré, dans laquelle il y a plufieurs faintes Reliques, que l'on appelle des Tables de tous les Saints, enrichie de pierreries.

Le Bras de faint Euftache en argent doré.

Le Doigt de faint Barthelemy Apoftre, enchaffé en argent doré.

Le Bâton de la Confrairie de faint Denis, qui eft d'argent doré.

Vne petite Tefte d'enfant, qui eft d'agate.

Des Reliques de faint Louis, Evefque de Marfeille, enchaffé en argent doré.

---

[1] C'était un reliquaire en forme de tête.

[2] A sa mort, on avait fait bouillir son corps dans de l'eau salée, afin de séparer les os de la chair et les transporter à Saint-Denis. Après sa canonisation les restes du roi furent exhumés. Le menton resta à la basilique de Saint-Denis ; on attribua le crâne au Palais de Justice, une côte à l'abbaye de Pontoise, un os de la main à la Faculté de Paris, une pièce de l'épaule à l'abbaye de Royaumont, etc...

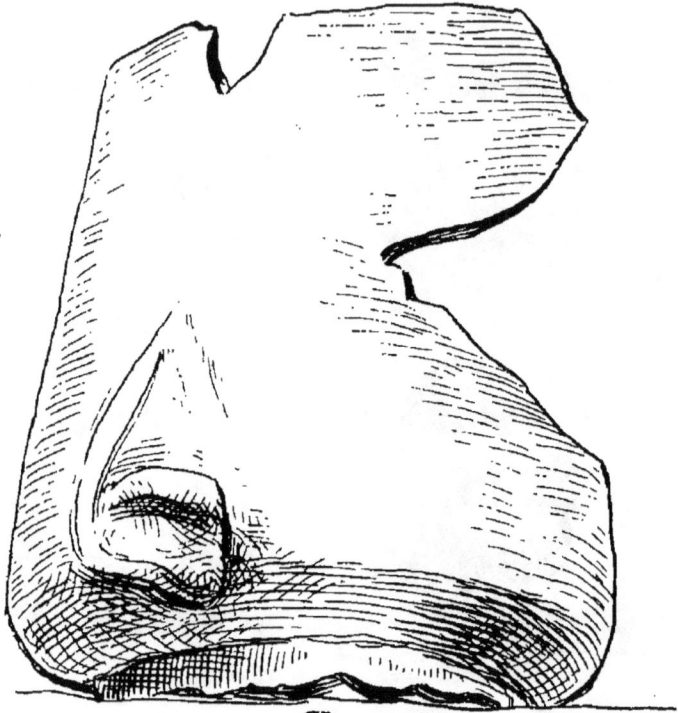

Etat actuel du *Vase des noces de Cana*.

La Cruche ou noſtre Seigneur changea l'Eau en Vin[1].

Les Anneaux des Reynes, qui ſont d'or, enrichie de pierreries.

L'ongle d'un griffon[2].

Le Cornet de Roland le Furieux neveu de Charlemagne.

Les Reliques de ſaint Panthaleon, enchaſſé en argent doré.

Deux couronnes, que le Roy Henry IV, à fait faire, l'une d'or, et l'autre d'argent doré enrichie de pierreries.

Vne belle petite Image de Noſtre-Dame, qui eſt d'yvoire.

Vn Nouveau Teſtament d'argent doré, enrichy de pierreries[3].

[1] « Grand vase en albâtre, dit de Xerxès. Ce vase, qu'on a appelé jadis « vase des noces de Cana », porte sur sa panse une inscription bilingue, en caractères cunéiformes du système perse, où on lit : « Xerxès, roi grand », et dans un cartouche hiéroglyphique égyptien, le nom de Xerxès. » Babelon, *Cabinet des Antiques*, Leroux, Paris, 1900. On voit ce vase au *Cabinet des Antiques*, dans la vitrine XXII, derrière le Grand Camée.

Il y a là une erreur de qualification. Ce vase de Xerxès provient de la collection Caylus. Le vase, considéré à Saint-Denis comme ayant servi aux noces de Cana, était déjà à demi brisé à l'époque où écrivait Félibien : les restes de cette urne d'albâtre, dont nous donnons la reproduction, sont conservés dans une vitrine d'une salle non publique du cabinet des Médailles.

[2] Tout le monde sait que cet animal fabuleux, moitié lion, moitié aigle, était chargé de garder les paillettes d'or d'un fleuve de Scythie, appelé Arismaspius.

[3] Doublet en décrit ainsi la reliure : « Un très beau livre

Le Livre d'Epiſtres couvert d'argent.

La Couronne de Louis XIII, enrichie de pierreries.

Des Reliques d'Iſaye le Prophete, qui vivoit mil ans devant noſtre Seigneur.

La ſeconde Armoire.

L E Chef de ſaint Hilaire Eveſque de Poitiers, en-
chaſſée en argent doré[1].

Une Mittre bien enrichie de pierreries.

Des Reliques de ſaint Denys, enchaſſées en argent doré, leſquelles furent inhumées par les Anges au mont de Sinay.

Des Reliques de ſaint Nicolas Eveſque de Myrrhe, enchaſſées en argent doré.

Vne Image de Noſtre Dame qui eſt d'argent doré, qui tient en ſa main des Drapeaux dont noſtre Seigneur fut enveloppé en ſon enfance.

Des Reliques de ſainte Marguerite enchaſſées en argent doré.

en parchemin couvert d'or et sur ledit or un crucifix d'ivoire, et à ses costez les images de Nostre-Dame et de saint Jean, d'ivoire, plus exquises que l'or pour estre délicieusement taillées. Ce livre aussi enrichi de grenats, saphirs, grisolites, amétistes, émeraudes et quantité de perles. »

[1] C'était un *capsa* ayant la forme du buste du saint, en habits pontificaux. Il ne reste de ce reliquaire qu'un camée en sardonyx représentant la tête de profil d'Auguste, avec une monture d'argent dont les bords sont découpés à jour et soutiennent une couronne composée de trois rubis et de trois saphirs, alternant avec des bouquets de perles. On le voit à la Bibliothèque nationale, Cabinet des Antiques, dans la vitrine centrale.

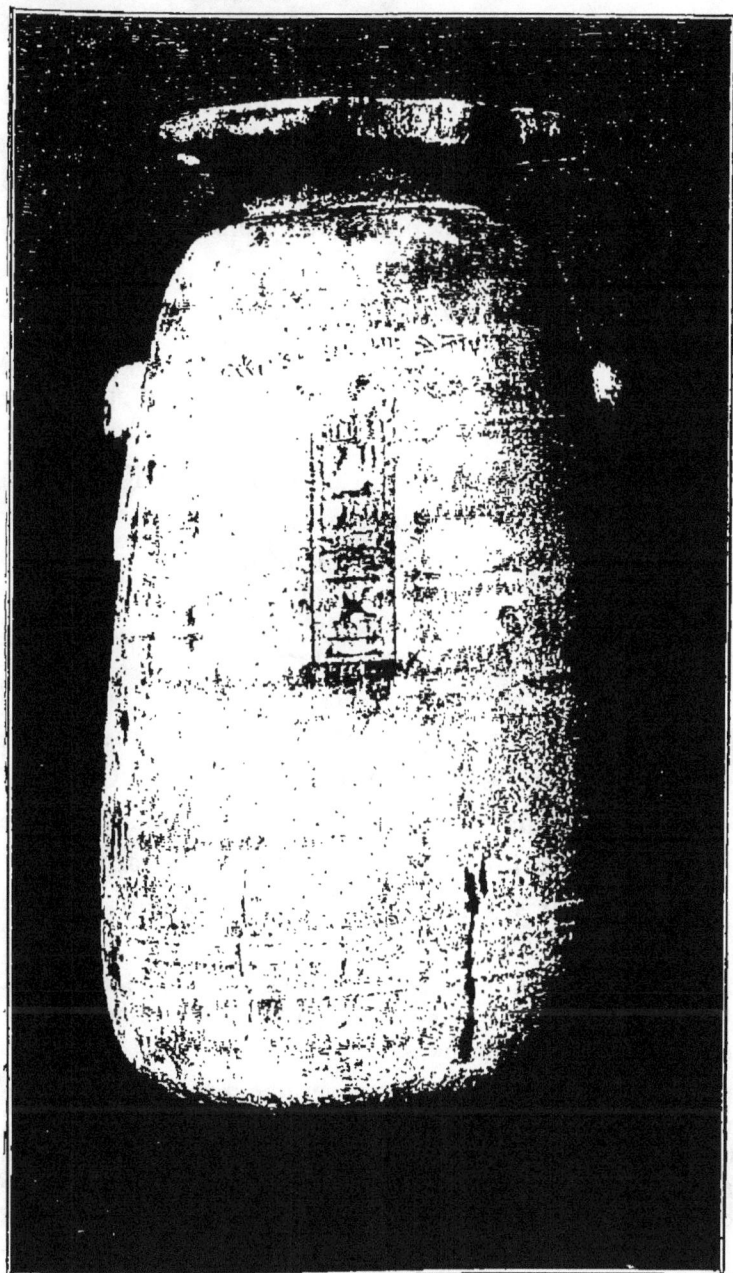

VASE DE XERXÈS
faussement qualifié de VASE DE CANA.

Vn Calice ou faint Denys celebroit fa Meffe, fes Burettes et fon Ecritoire[1].

Le Sceptre de la main de Iuftice d'Henry Quatriéme

Le Sceptre que l'on porte aux Feftes folemnelles, qui eft d'or.

Vn os d'une des mains de faint Denys, enchaffées en argent doré.

L'effigie de la Reyne de Sabba[2], qui eft d'agate garnie d'or.

Vn petit Crucifix taillé fur du Chriftal de Roche.

Vne petite Fiole d'agate.

L'effigie de Marc-Antoine qui eft d'agate.

La troifiéme Armoire.

UNE belle Croix toute d'or, enrichie de pierreries, dans laquelle il y a du bois de la vraye Croix.

Une petite Chappelle d'argent doré, dans laquelle y a toutes les reliques qui font à la fainte Chappelle de Paris : fçavoir du fang de Noftre Seigneur, de fes

[1] Ce calice et ces burettes étaient en béryl (variété d'émeraude appelée aussi aigue-marine), garnis d'argent doré, et ornés de pierres précieuses.

[2] Rappelons que c'était une souveraine d'une ville d'Arabie qui, attirée par la renommée de Salomon, se rendit en Israël et devint la femme du roi. Elle retourna ensuite dans son pays, suivant la tradition, et y accoucha d'un fils qui prit le nom de David. Elle l'envoya alors à Jérusalem auprès de son père, pour y faire son éducation. Devenu héritier de la couronne de sa mère, il introduisit la religion juive dans ses États : d'où l'origine de tant de cérémonies juives conservées encore en Ethiopie.

Cheveux, de fon Sepulchre, de fon faint Suaire, de l'Efponge, le linge, dont il fut couvert en l'arbre de la Croix, de la terre du Mont de Calvaire, de la Verge de Moyfe [1], du Laiƈt de la Vierge Marie, de fes Cheveux, et du Couvre-Chef [2].

[1] Mort en 1585 av. J.-C. Ce qui eut fait de cette baguette un bibelot vieux d'environ 3.400 ans.

[2] C'est en l'an 1205, que Baudoin Ier, empereur de Constantinople, fit présent à Philippe-Auguste des *cheveux de Jésus-Christ* et de sa *robe de pourpre*, dont ce roi fit don à Henri, abbé de Saint-Denis.

Le sang de Jésus-Christ, le lait de la Vierge, ses cheveux, la Verge de Moïse, etc., provenaient de la vente qu'en avait faite Baudoin II à saint Louis, le 14 septembre 1241, moyennant deux millions de francs, monnaie du temps. Sur un tableau, contenu dans la Sainte-Chapelle, se trouvaient la description de ces reliques, en langue latine, et les originaux des lettres de l'empereur Baudouin, datées du mois de juin 1247, par lesquelles il confirmait la cession qu'il avait faite des saintes reliques. Elles portaient toutes le sceau impérial, avec la mention « l'an 1247, huitième de notre empire. » Nous en trouvons la copie et la traduction dans l'ouvrage de Corrozet, Gilles, imprimeur-libraire : *Fleurs des antiquités et singularités de la bonne et triomphante ville et cité de Paris, et les noms des rues, églises et collèges*, 1561, in-8°.

La couronne d'épines, provenant d'une vente antérieure faite séparément à saint Louis par ce même Baudoin, avait été payée cent mille francs en monnaie de l'époque. L'empereur de Constantinople l'avait engagée, pour cette somme, à un riche Vénitien, se réservant de la racheter dans un délai fixé, moyennant le paiement de la somme prêtée. Quand l'échéance arriva, Baudoin ne pouvant payer, le saint roi racheta la couronne qui fut apportée en France, enveloppée dans trois cassettes successives de bois, d'argent et d'or. C'est quelques mois après, que l'Empereur de Constantinople, voyant que le commerce des reliques lui était profitable, fit proposer au roi de France de lui en vendre plusieurs autres. Outre celles

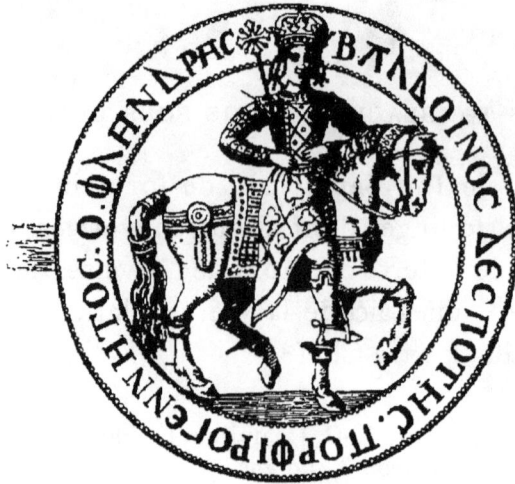

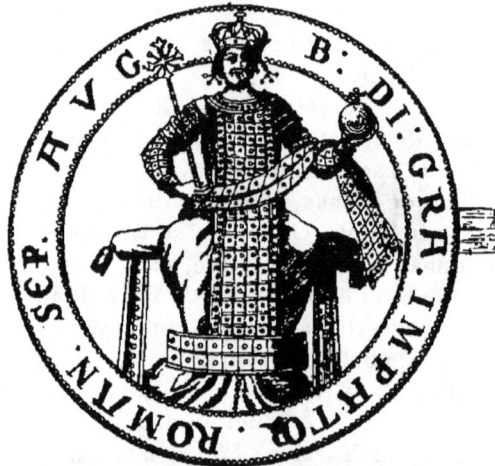

SCEAU DE L'EMPEREUR BAUDOIN II, ET SA SIGNATURE, écrite en
caractères grecs avec du *cinabre* sur l'original de ses lettres sur
parchemin, conservées avant la Révolution aux archives de la
Sainte-Chapelle.

(*Reproduction de dessins empruntés à un ouvrage sur les Saintes
Reliques paru en 1828, voir p. 146, note 2.*)

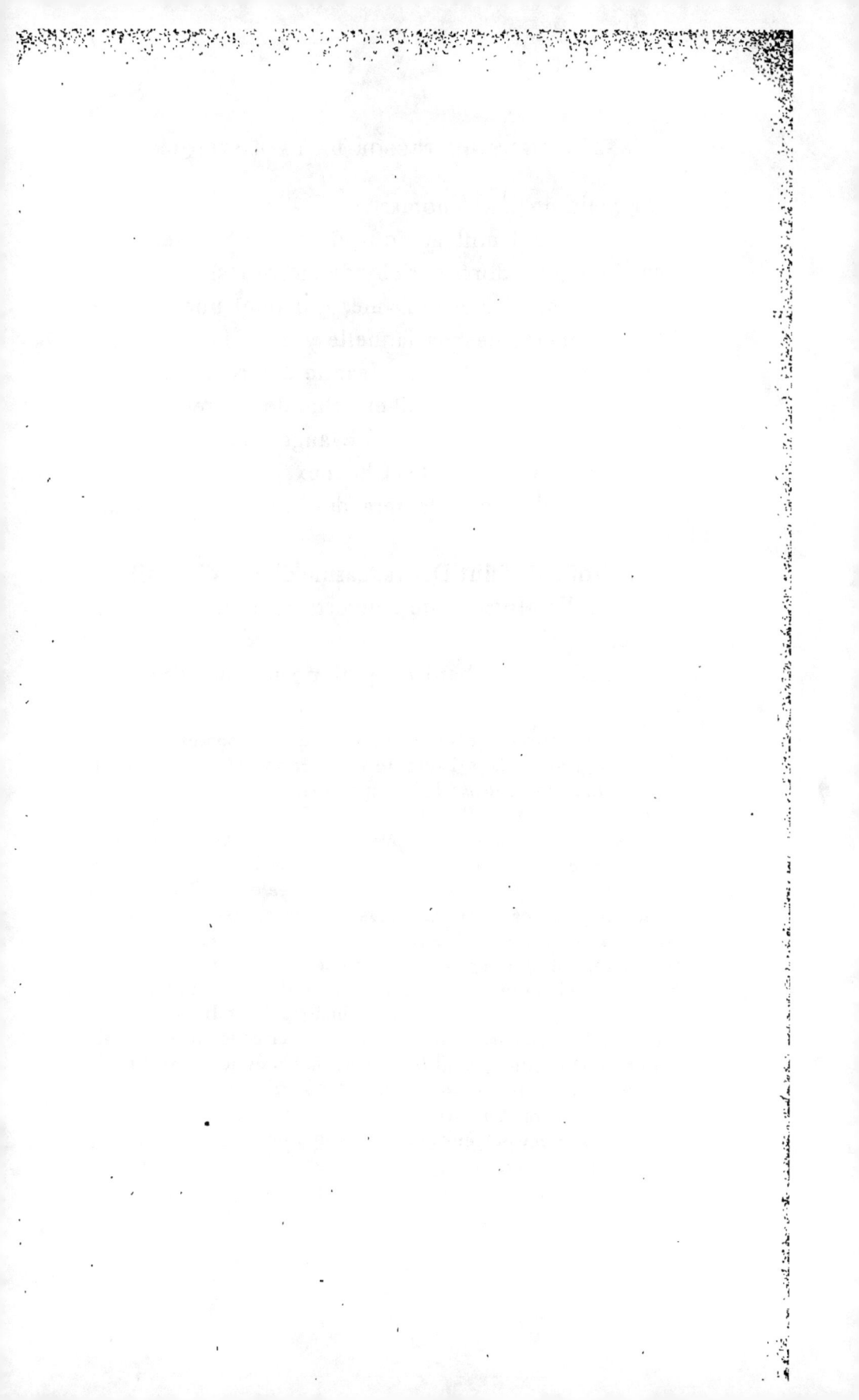

La main de faint Thomas.

Le doit qu'il mift au cofté de noftre Seigneur, en-chaffé d'argent doré, enrichy de pierreries.

Une Image de Noftre Dame, qui tient une fleur de lis en fa main, dedans laquelle y a de fes Cheveux.

Une couronne d'or que Ieanne d'Evreux Reyne de Navarre a fait faire, qui eft enrichie de pierreries.

Une Image de faint Iean l'Evangelifte, qui eft d'argent doré, où il y a de fes Cheveux.

Un Vafe d'agate et demeraudes, où le Roy Salomon beuvoit.

La Croffe de faint Denys, garnie d'or et d'efmail.

Une belle Mittre toute couverte de perles et de pierreries.

Le Bafton du Chantre, qu'il porte en Proceffion

énumérées dans le Trésor des antiquités nationales de Saint-Denis, figuraient dans l'acte de vente rapporté par Corrozet, « un *grand morceau de bois*, qu'on disait avoir fait partie de la croix que sainte Hélène apporta de Constantinople ; un *morceau de fer*, qu'on disait être le fer de la lance dont avait été percé le côté de Jésus-Christ sur la croix ; le *roseau* dont on lui fit un sceptre ; un morceau de *linge* dont Jésus-Christ se servit pour essuyer les pieds de ses apôtres ; *la chaîne dont fut lié Notre-Seigneur ;* une croix, nommée *Croix de triomphe*, parce que ceux qui la portaient à la guerre étaient sûrs d'obtenir la victoire ». On se demande comment Baudoin, toujours en guerre et toujours vaincu, put vendre cette dernière et si précieuse relique dans une circonstance où lui-même avait le plus grand besoin de sa prodigieuse vertu.

Toutes les reliques que nous venons d'énumérer faisaient partie du convoi. Sur ordre du roi, les reliques de la Sainte Chapelle avaient été envoyées à Saint-Denis le 12 mars 1791 pour être « remises en la garde des religieux bénédictins provisoirement ». Gautier, *loc. cit.*, p. 105.

quand il fait l'Office les bonnes Fêtes qui eſt d'argent doré.

Pluſieurs belles agraffes, qui ſont d'or enrichies de pierreries.

L'agraffe du Manteau du Roy Dagobert.

L'agraffe du Manteau de ſaint Denys.

Une petite Roze de Drap d'or, dedans laquelle y a pluſieurs anneaux de Reynes.

Un beau Calice émaillé.

La main de Juſtice de ſaint Louis qui eſt d'Or.

La quatriéme Armoire.

UNE belle Croix enrichie de pierreries, de Charles le Chauve fils de Charlemagne, toute d'or, enri-chie de belles pierreries, dedans laquelle y a des Reliques de ſaint Georges, de ſaint Ordre, et de ſaint Apolinaire, qu'il mettoit ſur ſon Cabinet quand il trai-toit les Princes de la Cour, et mettoit un Flambeau de cire pour faire reluire les pierreries.

Un beau Vaze d'agate, qui eſt eſtimé à cinquante mil écus, que Philippes le Hardy fils de ſaint Louis a apporté d'Egypte, dans lequel boivent les Reynes, quand elles ſont couronnées[1].

[1] Ce vase d'agate orientale, une des plus rares antiquités que possède la France, fut transféré dans le Cabinet des Antiques de la Bibliothèque nationale, où il se trouve dans la vitrine centrale. « Les bas-reliefs représentent tous les objets nécessaires aux fêtes de Bachus Cephalen, et, entre la cippe et cette tête, la peau de panthère qui caractérise ce dieu ». Dulaure, *Histoire de Paris*, 1839. Ce vase est connu

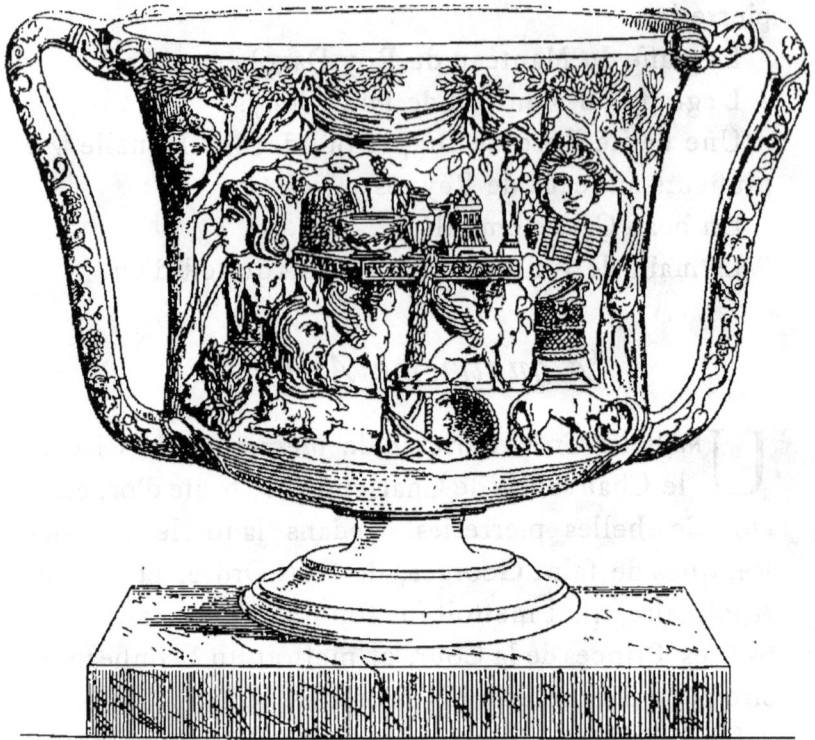

VASE D'AGATE DIT COUPE DE PTOLÉMÉE.

Un Vaze de Chriſtal de Roche, qui a ſervi au Temple de Salomon[1].

Un Vaze d'agate, qui tient une chopine,

Colomna referens veram longitudinem Domini noſtri[2]. Ibidem vera forma lapidis quem remotum à Sepulchro mirabantur mulieres[3].

Un autre Vaze d'argent qui eſt godronné.

Un Vase d'agate où il a deux cordon d'or.

sous le nom de coupe de Ptolémée, parce qu'on suppose qu'il a appartenu à Ptolémée XI, frère et mari de Cléopâtre. Il fut donné à l'Église de Saint-Denis, au ixᵉ siècle, par Charles le Simple ou Charles le Gros. (Renseignement puisé à la Bibliothèque nationale.) La reproduction que nous donnons est empruntée à l'ouvrage de Dulaure. Ajoutons qu'à une époque qu'on ne peut préciser, on avait transformé en calice cette coupe toute pleine des souvenirs des Bacchanales ; elle était montée sur pied d'or rehaussé de pierreries.

Le 16 février 1804, elle fut volée, et retrouvée seulement en brumaire an XIII, enterrée sous une haie, dans le jardin de la mère d'un des voleurs, à Rozoy-sur-Serre, entre Laon et Rocroy. La monture en avait malheureusement été fondue, et c'est dépouillé de tout ornement que le célèbre canthare a repris sa place dans la vitrine d'honneur. (Voir Babelon, *Cabinet des Antiques.* Leroux, Paris 1900.)

[1] On le voit aujourd'hui au Louvre, dans la galerie d'Apollon.

[2] Colonne de jaspe qui passait pour offrir la mesure exacte de la taille de Jésus-Christ.

[3] Table de marbre blanc, façonnée en dos d'âne et supportée par deux colonnes, taillée sur le modèle de la pierre qui avait fermé le Saint-Sépulcre.

Le chef de faint Benoift, qui eft d'argent enrichy de pierreries. Et un Os de fon bras enchaffé en argent doré.

La Couronne de faint Louis, qui eft toute d'or, enrichie de pierreries, où il y a un Ruby, eftimé vingt-cinq mil écus, dedans lequel il y a une Efpine de la Couronne de N. Seigneur.

L'Epée Royale que les Roys portent quand ils font couronnez [1].

Le Sceptre [2] Royal et la main de Juftice que les Roys portent quand ils font Couronnez et Sacrez, qui font d'or.

Speculum quo Virgilius Maro dicitur ufus [3].

L'AGRAFFE du Manteau Royal toute d'or enrichie de pierreries.

L'agraffe du Manteau du Chantre, qui eft toute d'or, enrichie de pierreries; et y a un Ruby eftimé 12 mil écus.

---

[1] Cette épée du XIIᵉ siècle est exposée au Louvre dans la galerie d'Apollon.

[2] Ce sceptre, qu'on voit au Louvre dans la galerie d'Apollon, longtemps qualifié de sceptre de Charlemagne, se compose de deux parties de provenances différentes : une sphère terminale sur laquelle est placée une image de Charlemagne, exécutée pour Charles VI, et, portant le véritable sceptre, une hampe qui était le bâton du chantre Guillaume de Roquémont.

[3] Miroir fait d'une pierre de jais, qui passait pour avoir appartenu à Virgile.

Un petit Crucifix de la vraye croix, que le Pape Clément III, a taillé, lequel est enchaffé en or.

L'effigie de l'Empereur Neron, qui est d'agate, garnie d'or, et enrichie de pierreries.

La Coupe de Salomon, garnie d'or, enrichie de pierreries, dedans laquelle il bevoit[1].

Les Efperons des Roys qu'ils portent quand ils font couronnez, qui font d'or[2].

Les habits du Roy Charles IX, qui font fur l'effigie d'Henry IV.

Les Habits du Roy, qui regne à prefent.

L'Efpée de Saint Louys.

L'Epée de la pucelle d'Orleans.

L'Efpée de l'Archevefque Turpin, Chancelier de Charlemagne.

Les Reliques qui font dans l'Eglife.

Les trois corps Saints, S. Denys, S. Ruftic et S. Eleuthere[3]

---

[1] Coupe de Chosroës Ier, actuellement dans la vitrine centrale du Cabinet des Antiques de la Bibliothèque nationale. Cette coupe transparente se compose d'une armature en or massif et de trois rangées circulaires de dix-huit médaillons en cristal de roche, servant d'encadrement à un médaillon principal représentant Chosroës Ier, roi de Perse, de 531 à 570. Cette coupe, selon toute vraisemblance, aurait été rapportée par les Croisés, à la suite du pillage de Constantinople en 1204.

[2] Ils figurent actuellement au Louvre, dans la galerie d'Apollon.

[3] « Les trois cercueils d'argent où étaient renfermées les reliques de saint Denis et de ses deux compagnons martyrs étaient de la longueur approchant de deux pieds ou deux pieds et demi ; ils étaient faits dans la forme exacte des

*
* *

Nous sommes à la Convention, où nous allons retrouver nos six chariots et notre députation de la commune de Saint-Denis, apportant le Trésor de la Basilique. C'est Laloi[1] qui préside : comme toujours, une foule agitée et bruyante remplit les galeries et les couloirs ; de l'amphithéâtre aux tribunes, tout aussi est plein. Tout à coup des cris s'élèvent, la porte s'ouvre, un remous s'opère dans le vestibule : c'est la députation de la Franciade[2]. A la vue de ces citoyens, vêtus de chasubles, de surplis, et coiffés de bonnets rouges, l'enthousiasme de la Convention ne connaît plus de bornes. Un ton-

bières ». Gautier, *loc. cit.*, p. 123. Le prieur dom Verneuil avait pu soustraire, la veille de l'enlèvement du trésor, la plus grande partie des reliques, qu'il avait soigneusement cachées dans un sarcophage mérovingien.

[1] Laloi (P.-A.) administrateur de la Haute-Marne, député de ce département à la Convention.

[2] Le nom de Saint-Denis « rappelant un souvenir de la féodalité » avait été remplacé par celui de Franciade, en vertu d'un décret de la Convention.

nerre d'applaudissements éclate[1]. On dépose
à la barre les ostensoirs, les saints ciboires,
l'épée de Jeanne d'Arc, les statues d'or et
d'argent. Et l'orateur de la députation s'avance
près de la tribune, tenant dans ses mains le
crâne de saint Denis, sorti de son reliquaire
d'or.

« Un miracle, s'écrie-t-il, fit voyager de
Montmartre à Saint-Denis la tête du saint
que nous vous apportons. Un autre miracle,
plus grand, plus authentique, le miracle de
la régénération des opinions, vous ramène
cette tête à Paris. Une seule différence existe
dans cette translation : le saint, dit la légende,
baisait respectueusement sa tête à chaque
pose, et nous n'avons pas été tentés de
baiser cette relique puante ; ce crâne et les
guenilles sacrées qui l'accompagnent vont,
enfin, cesser d'être le ridicule objet de la
vénération du peuple et l'aliment de la superstition, du mensonge et du fanatisme. L'or et

[1] *Moniteur* du 14 novembre 1793.

l'argent qui les enveloppent vont contribuer
à affermir l'empire de la raison et de la
liberté... »

Puis, se retournant vers les reliques, il
adresse, non plus à Laloi, ni aux conventionnels, mais aux saints eux-mêmes cette singu-
lière allocution : « O vous, instruments du
fanatisme ! saints, saintes, bienheureux de
toute espèce, soyez enfin patriotes, levez-
vous en masse ; marchez au secours de la
patrie, partez pour la Monnaie, et puissiez-
vous, par votre secours, faire en ce monde
notre bonheur que vous nous promettiez pour
un autre.

« Nous vous apportons, citoyens législa-
teurs, toutes les pourritures dorées qui exis-
taient à la Franciade... nous en avons rempli
six chariots. Il ne reste plus à Franciade
qu'un autel d'or que nous n'avons pu transporter ; nous vous prions de donner ordre à
la Commission des monuments de nous en
débarrasser sans délai, pour que le faste catholique n'offense plus nos yeux républicains.

« On ne pouvait faire mieux escorter les bienheureux que par le maire de notre commune qui, le premier de tous les prêtres du district, a sacrifié à la philosophie les erreurs sacerdotales, en se déprêtrisant et en se mariant.

« Je jure, au nom de tous les citoyens de la ville de la Franciade, de ne reconnaître d'autre culte que la Liberté et l'Égalité [1] ».

Et là-dessus l'orateur sans-culotte entonne un hymne révolutionnaire ; on boit, tour à tour, dans les calices et les ciboires, et l'enthousiasme devient indescriptible dans toute la salle : au banc des conventionnels comme sur les banquettes des tribunes, ce sont des battements de mains, des trépignements de pieds, des cabrioles de jubilation.

La Convention, électrisée surtout par les effets oratoires du citoyen de la Franciade,

---

[1] *Moniteur* du 14 novembre 1793. L'adresse lue par Pollart n'était pas de sa composition : le citoyen maire avait mis à contribution le talent oratoire et les couleurs du style du citoyen Blanc, instituteur, maître de pension à Saint-Denis, auteur du morceau. Gautier, *loc. cit.*, p. 127.

vote l'insertion de son discours à son *Bulletin officiel*[1], et la députation tout entière défile devant la barre, en chantant des *Alleluia* et en régalant les conventionnels de danses patriotiques[2].

[1] *Moniteur* du 14 novembre 1793.

[2] Séance tenante, la Convention chargea le député Sergent de procéder au transport de toutes ces richesses à l'*Hôtel des Monnaies*. Là les reliquaires furent presque tous impitoyablement brisés ; après quoi, on fit transporter les Reliques et les objets précieux à la *Commission temporaire des Arts*, établie pour examiner les objets enlevés aux édifices du culte et faire le discernement de ceux qui méritaient une conservation. « Ce fut pendant cet examen que M. Jean Bonvoisin, peintre, membre de la commission, eut le bonheur de sauver, en grande partie, la portion de la vraie Croix qu'on avait coutume d'exposer, en certains jours, à l'adoration des fidèles, dans l'église de la Sainte-Chapelle. Comme on paraissait faire très peu de cas de ces objets sacrés, dépouillés de leurs riches ornements, M. Bonvoisin eut la liberté de prendre, sur la table où ils étaient rassemblés, la précieuse Relique. Il s'empressa de la porter à sa mère, qui était une dame recommandable par sa piété, et qui, après l'avoir conservée religieusement pendant la Révolution, se fit un devoir de la remettre, en 1804, au chapitre de Paris. M. Bonvoisin et sa pieuse mère attestèrent depuis, avec serment, pour ce qui les concernait, la vérité des faits que nous venons de rapporter. D'après cette déclaration, qui eut lieu le 13 avril 1808, Mgr le cardinal de Bellay, alors archevêque de Paris, fit enfermer, avec toutes les précautions convenables, cette précieuse portion de la vraie Croix dans le reliquaire de cristal où on la voit aujourd'hui. Ce reliquaire a huit pouces et demi de long, sur un pouce et demi de large. Il est à quatre faces, et monté dans une garniture de vermeil qui en couvre les angles et les extrémités. Il est rempli tout entier

Tels étaient les boniments grotesques, les
élucubrations et les répugnantes mascarades
qu'applaudissait la Convention. Ce serait à

par la sainte Relique, dont une des extrémités est encore
échancrée, parce qu'il fallut la scier pour en ôter l'or qui la
couvrait autrefois. La couleur du bois est d'un brun pâle,
avec quelques nuances rougeâtres, et paraît annoncer un
vieux bois de cèdre ». *Notice historique sur la sainte couronne d'épines et sur les autres instruments de la Passion*, etc. Adrien Leclère, Paris, 1828, p. 64.

Quant à la « sainte Couronne », après avoir été extraite
de son reliquaire à l'*Hôtel des Monnaies*, on la « rompit en
trois parties à peu près égales, et on en porta les débris,
avec les autres reliques de la Sainte-Chapelle et de Saint-
Denis, à la *Commission temporaire des Arts* où ils furent mis
sous la garde du secrétaire de cette commission, nommé
Oudry. Ce fut des mains de ce dernier que l'abbé Barthé-
lemi, un des conservateurs des médailles antiques de la
Bibliothèque Nationale, obtint, en 1794, les débris de la
sainte Couronne, pour les conserver parmi les objets confiés
à sa garde. La sainte Couronne demeura donc à la *Bibliothèque Nationale* jusqu'au mois d'octobre 1804. A cette époque
Mgr le cardinal de Bellay, ayant été bien instruit de tous ces
détails, et jugeant les circonstances favorables pour récla-
mer la sainte Couronne, avec plusieurs autres Reliques déposées dans le même établissement, s'adressa pour cet objet à
M. Portalis, alors ministre des Cultes. Celui-ci donna ordre
à M. Millin, conservateur des médailles antiques, de donner
les Reliques à l'église de Notre-Dame ; et M. Millin les
remit en effet, le 26 octobre 1804, à M. l'abbé d'Astros, alors
grand vicaire de Paris... Elle fut transférée avec une grande
pompe dans l'église de Notre-Dame, le dimanche 10 août
1806 ». *La même*, p. 114.

Voici enfin comment « l'un des clous de Notre Seigneur »,
dont il est question dans le *Mémoire du Trésor* (le Trésor de
Notre-Dame en possède un autre provenant de l'abbaye de
Saint-Germain-des-Prés), put être sauvé. A la *Commission tem-*

n'y pas croire si le *Moniteur* n'était là, conservé dans les Archives, pour prouver que, à
un moment de son histoire, la France fut
gouvernée par des fous.

poraire des Arts, « M. Le Lièvre, membre de l'Institut et
inspecteur général des mines, qui faisait partie de cette
commission, obtint la permission de prendre le saint Clou,
comme un objet de minéralogie qu'il voulait examiner et ana-
lyser. L'ayant, par ce moyen, sauvé de la destruction et de la
profanation, il le conserva soigneusement jusqu'au mois
d'avril 1824. A cette époque, il le remit à Mgr l'Archevêque
de Paris, en lui assurant, avec serment, que c'était véritablement le saint Clou provenant du trésor de l'abbaye de Saint-
Denis, qu'il avait sauvé de la profanation en 1793.

D'après ce témoignage, Mgr l'Archevêque reconnut la
sainte Relique, et la fit placer dans le reliquaire où on la
voit aujourd'hui. C'est un tube de cristal d'environ quatre
pouces de long, en forme de clou, orné d'une tête et d'une
pointe en vermeil. Le saint Clou paraît avoir environ trois
pouces et trois lignes de long. La tête en est échancrée, et la
pointe un peu altérée ; il est couvert de rouille dans toute sa
longueur. En l'examinant de près, on y remarque un petit
morceau de bois, qui s'y est attaché sans doute lorsqu'on le
retira de la Croix, et qui, examiné avec la loupe, paraît être
de même espèce que le morceau de la vraie Croix provenant de la Sainte-Chapelle ». *La même*, p. 150.

Avec ces derniers objets, plusieurs reliques, retrouvées
encore en 1804 au Cabinet des Médailles, furent remises à
l'église métropolitaine de Paris, entre autres un morceau de
la pierre du Saint-Sépulcre, une discipline de fer ayant servi
à saint Louis et une tunique du même prince.

CHAPITRE VIII

LA BASILIQUE APRÈS LA TERREUR

Le 9 septembre 1792, pour la dernière fois, les bénédictins avaient officié dans la Basilique dont, depuis onze siècles, ils étaient les maîtres : pour la dernière fois on vit, un dimanche, la longue file des religieux, à la face glabre et le crâne rasé, assis dans les stalles sculptées du chœur, le prieur dom Verneuil présider l'office divin, et, la messe dite, les vieux bénédictins promener solennellement sous les arcades les châsses somptueuses des trois patrons. Le 14 septembre, les religieux quittèrent leur cloître ; et quelques jours après, l'église abbatiale était affectée au service paroissial. L'odeur nauséabonde qui se

répandit dans la Basilique, à la suite des violations d'octobre, fit que l'on dût célébrer
la messe dans l'Hôtel-Dieu [1], et, plus tard,
dans cette chapelle des Carmélites dont Louise
de France avait doté son monastère.

La Basilique qui avait vu tant de levées de
l'oriflamme [2], l'antique drapeau des temps che-
valeresques, tant de couronnements et d'obsèques royaux, vit bientôt substituer, dans ses
murs, les fêtes de la Raison aux cérémonies
chrétiennes, et des précepteurs de morale et
des droits de l'Homme faire des prônes là, où
debout dans la chaire de vérité, un évêque,

---

[1] « Le lundi 14 octobre, les portés de l'église furent fermées
et n'ont plus été ouvertes pour le culte catholique ; les basses
messes se sont dites ainsi que les offices des dimanches et
fêtes jusqu'au samedi 16 novembre inclusivement à l'Hôtel-
Dieu ; il n'y eut par conséquent pas d'offices le jour de l'oc-
tave saint Denis 16 octobre, et d'ailleurs il n'aurait pas été
possible d'habiter l'église dans ces jours, vu la mauvaise
odeur qui s'était répandue, laquelle était occasionnée par
l'exhumation des différents corps. » Gautier, *loc. cit.*, p. 119.

[2] « C'était à savoir un étendard d'un sandal fort épais, fendu
par le milieu en façon d'un gouffanon, fort caduque, enveloppé
autour d'un baston de cuivre doré et un fer longuet et agu au
bout ». Dom Doublet. Il était suspendu au pilier attenant à
l'autel des saints Martyrs, du côté de l'épître. En 1594, il était
consumé de service et de vétusté.

avec toute la majesté de l'art oratoire, laissait tomber de sa bouche ce fameux cri :
« Madame se meurt, Madame est morte ».
Mais elle était tellement dévastée, cette église,
qu'on transféra le nouveau culte dans l'ancienne chapelle des Carmélites ; et la Basilique devint, tour à tour, un dépôt d'artillerie, un théâtre de saltimbanques[1], un maga-
sin de fourrages.

L'Église, qui était toute couverte en plomb,
fut découverte et le plomb porté à Paris en
1795[2] ; elle devint alors un marché public ;
ensuite elle recéla des moulins à bras[3]. On
eût, un instant, le projet désastreux de
faire passer une rue — rien que cela ! —
entre les deux tours, d'entasser dans les
côtés de la Basilique des constructions de plusieurs étages, avec des maisons numérotées,
d'en faire, en un mot, une vaste cité dont

[1] D'Ayzac. *Loc. cit.*

[2] Ce ne fut qu'en 1796, le 6 septembre, qu'on apporta de la
tuile et de l'ardoise pour la recouvrir. Dom Druon. *Loc. cit.*

[3] D'Ayzac. *Loc. cit.*

la nef centrale eût été la principale artère.

Tout semblait perdu, quand, Napoléon entrant en scène avec ses victoires, on décida la transformation de l'Abbaye et de l'Église en hôpital militaire pour les armées républicaines. Cette attribution temporaire dura plus de dix ans. Dans cette longue période, « on vit les milices terrestres envahir le camp dévasté des saintes milices de Dieu. Les vies les plus aventureuses vinrent temporairement faire halte au cœur intime des retraites qui avaient abrité les plus immobiles et les plus muettes des existences ; et peut-être, plus d'un soldat, blessé au pied des Pyramides, y déroula, dans des récits pleins de verve et d'animation, les tableaux alors insolites des bivouacs français au Caire, à Rosette ou aux bords du Nil, au lieu même où le Religieux, bercé dans les écrits des Pères, parcourait la nuit, dans ses rêves. les solitudes de Nitrie et le grand désert de Scété[1]. »

----

[1] D'Ayzac. Loc. cit.

Malgré les décrets révolutionnaires et malgré la guillotine, la Monarchie renaissait, et
le soldat heureux, en qui elle s'incarnait, venait faire retentir du bruit de ses éperons la
vieille Basilique des rois : il ordonnait sa restauration, et par un décret du 20 février 1806,
il décidait que cette illustre église serait le
lieu de sépulture de la nouvelle dynastie.
Mais, comme dit Chateaubriand, « le moment
n'était pas où Buonaparte devait se souvenir
qu'il lui fallait un tombeau ; il lui eût été
difficile de deviner le lieu où la providence
avait marqué le sien »[1]. En tout cas, « Napoléon ne pensait pas à rendre à Saint-Denis
tous les monuments transportés au Musée
des Monuments français, auquel d'ailleurs il
portait un intérêt très vif, mais il eut voulu
signaler le passage de tant de princes dans
la vieille église par une série de statues,
d'épitaphes; et sous cette inspiration, des

---

[1] Il fut question, sous le second Empire, de placer le mausolée de Napoléon Ier au bas et à gauche du maître-autel, en
face le monument de Dagobert.

travaux furent commencés. Malheureusement, ils ne répondirent pas à l'attente de l'Empereur, qui, visitant au commencement de 1813 les ouvrages déjà faits, manifesta son mécontentement avec vivacité, au point que, dit-on, l'architecte en mourut de chagrin [1]. »

Au retour des Bourbons, le 21 janvier 1815, avait lieu l'imposante cérémonie du transfert dans la Basilique des restes de Louis XVI et de Marie-Antoinette, dont une bière de six francs [2] avait remplacé au cimetière de la

[1] Viollet le Duc, Article *Saint-Denis*, *Paris-Guide*. Lacroix, Paris, 1867, t. I, p. 708.

[2] *Mémoire du fossoyeur Joly*, possédé par M. Fossé d'Arcosse, rapporté par E. et J. de Goncourt, *Histoire de Marie-Antoinette*. Un fidèle royaliste, M. Desclozeaux, avait acheté le cimetière de la Madeleine, afin de pouvoir y conserver les restes de Louis XVI et de Marie-Antoinette. Il avait fait entourer la place où reposaient les restes de la reine de France, d'une haie de charmille et d'arbres allégoriques. Ce fut là que, le 18 janvier 1815, les recherches firent découvrir ses ossements, sa tête intacte, ses jarretières et quelques lambeaux de ses bas. Le lendemain on trouva les restes de Louis XVI. On les mit, ainsi que ceux de la Reine, dans un cercueil de plomb.

Nous avons jugé superflu de parler plus amplement des exhumations de Louis XVI et de Marie-Antoinette. M. G. Le-

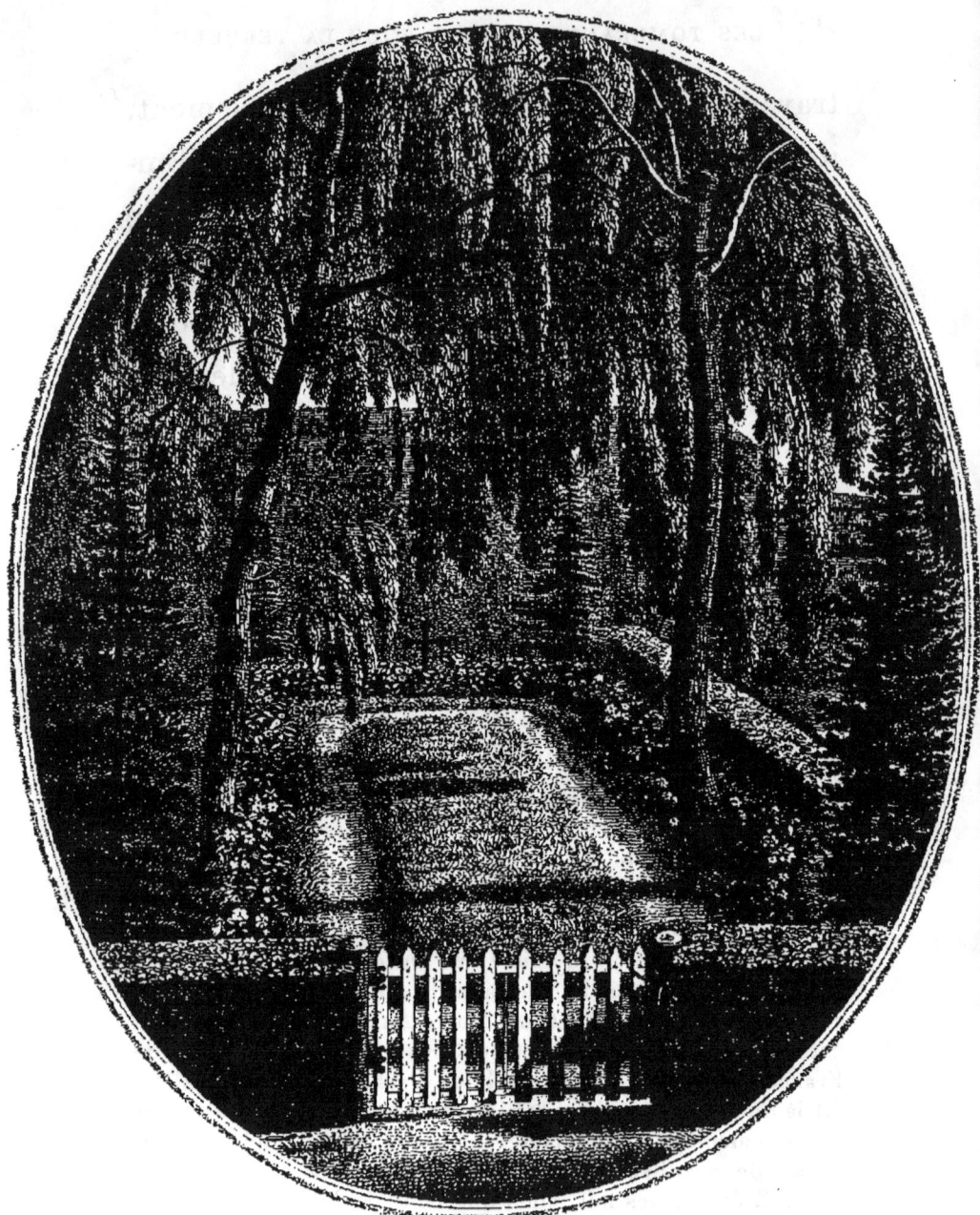

Cl. Reymond.

CIMETIÈRE DE LA MADELEINE.

TOMBEAU DE MARIE-ANTOINETTE AU CIMETIÈRE DE LA MADELEINE

Gravure de De Saulx. Cabinet des Estampes de la Bibliothèque Nationale

Madeleine les tombeaux de Saint-Denis. A
sept heures du matin, tous les régiments de
Paris, sous les armes et crêpes aux bras, faisaient la haie depuis la rue d'Anjou jusqu'à
la barrière de Saint-Denis. Le cortège se mit
en marche : il se composait des princes, des
grands dignitaires de l'État, des carrosses
royaux, du char funèbre, des cent suisses et
des gardes du corps. Arrivé à midi et demi à
la porte de Paris, le cortège se rendit à l'église
par l'étroite rue de la Boulangerie[1] ; les gardes
du corps du roi portèrent les deux cercueils
dans l'intérieur du monument. Mgr de Bou-
logne, évêque de Troyes, prononça l'oraison
funèbre. Il avait pris pour texte les paroles
de David : « Gardez-vous de le tuer, car qui
pourrait porter la main sur l'oint du seigneur
et être sauvé ? »[2]. L'absoute fut donnée, et
les deux cercueils, pendant qu'éclatait une

nôtre a traité la question d'une façon trop remarquable dans
son ouvrage sur *Marie-Antoinette*, pour qu'il nous soit permis
d'y revenir.

[1] Bournon, *loc. cit.*

[2] *La Quotidienne*, 22 janvier 1815.

salve d'artillerie, pénétrèrent dans la crypte désolée et vide.

Peu de temps après, une ordonnance royale prescrivait la fermeture du Musée historique dont nous avons déjà parlé, et l'on transportait à Saint-Denis les tombeaux et les statues qui avaient survécu au massacre du mois d'août, ainsi qu'un grand nombre d'autres mausolées provenant des abbayes de Royaumont, de Maubuisson, des Jacobins, des Célestins de Paris, etc. « De cette réunion, on composa, dans les cryptes, le plus singulier mélange. Voulant présenter une suite non interrompue de rois et princes du sang par ordre chronologique, des statues furent baptisées à nouveau ; d'un tombeau on en fit deux ou trois. D'un Charles V et d'une Jeanne de Bourbon, qu'on possédait en double, on fit un saint Louis et une Marguerite de Provence, ce qui fut pour nos peintres d'histoire, l'occasion de singulières méprises. Quelques personnages changèrent de tête, et l'on vit, par suite, chez tous les mouleurs de Paris, une

certaine Nanthilde, femme de Dagobert, à
laquelle on avait adapté la tête d'un jeune
prince. S'il manquait un tombeau à la collection, on en composait un avec des fragments
pris à des retables, à des autels, puis on
posait là-dessus une statue inconnue, que l'on
baptisait suivant le besoin. Cette méthode
avait été déjà suivie (il faut le reconnaître)
par Alexandre Lenoir dans son musée. C'est
de cette façon qu'il composa le célèbre tombeau d'Héloïse et d'Abailard, aujourd'hui
transféré au cimetière du Père-Lachaise. Ce
tombeau, qui vit verser tant de larmes et pousser tant de soupirs, est fait avec des morceaux
d'une arcature de l'église de Saint-Denis, des
bas-reliefs provenant des monuments de Philippe et de Louis, frère et fils de saint Louis,
des rosaces appartenant à la chapelle démolie de Saint-Germain-des-Prés, et de deux statues, du XIVᵉ siècle, de personnages inconnus [1]. »

---

[1] Viollet-le-Duc, *loc. cit.*, p. 708.

Durant trente années, les malheureux
monuments rendus à Saint-Denis restèrent
entassés dans la crypte. En 1846 seulement,
Viollet-le-Duc commença à les rétablir dans
l'église à leur place primitive, avec leurs noms
et leur décoration véritables, laissant dans la
voûte souterraine les statues modernes sculptées sous l'Empire et la Restauration, sans
intérêt historique ni architectural.

Au mois de janvier 1817, une autre cérémonie solennelle avait lieu dans la cour des
Valois, là où avaient été entassés, dans un
horrible pêle-mêle, les restes des rois et de
leur famille pendant les journées d'octobre.
Rien n'était triste et désolé comme ce coin de
terre : les orties avaient envahi le seuil de
la porte où passèrent les cercueils, avant de
basculer leur contenu dans les fosses. C'était
partout un inextricable fouillis de brousailles,
d'herbes folles et d'arbustes avec la verdure
maladive des lieux abandonnés.

Depuis plus de cent ans, le décor de cette

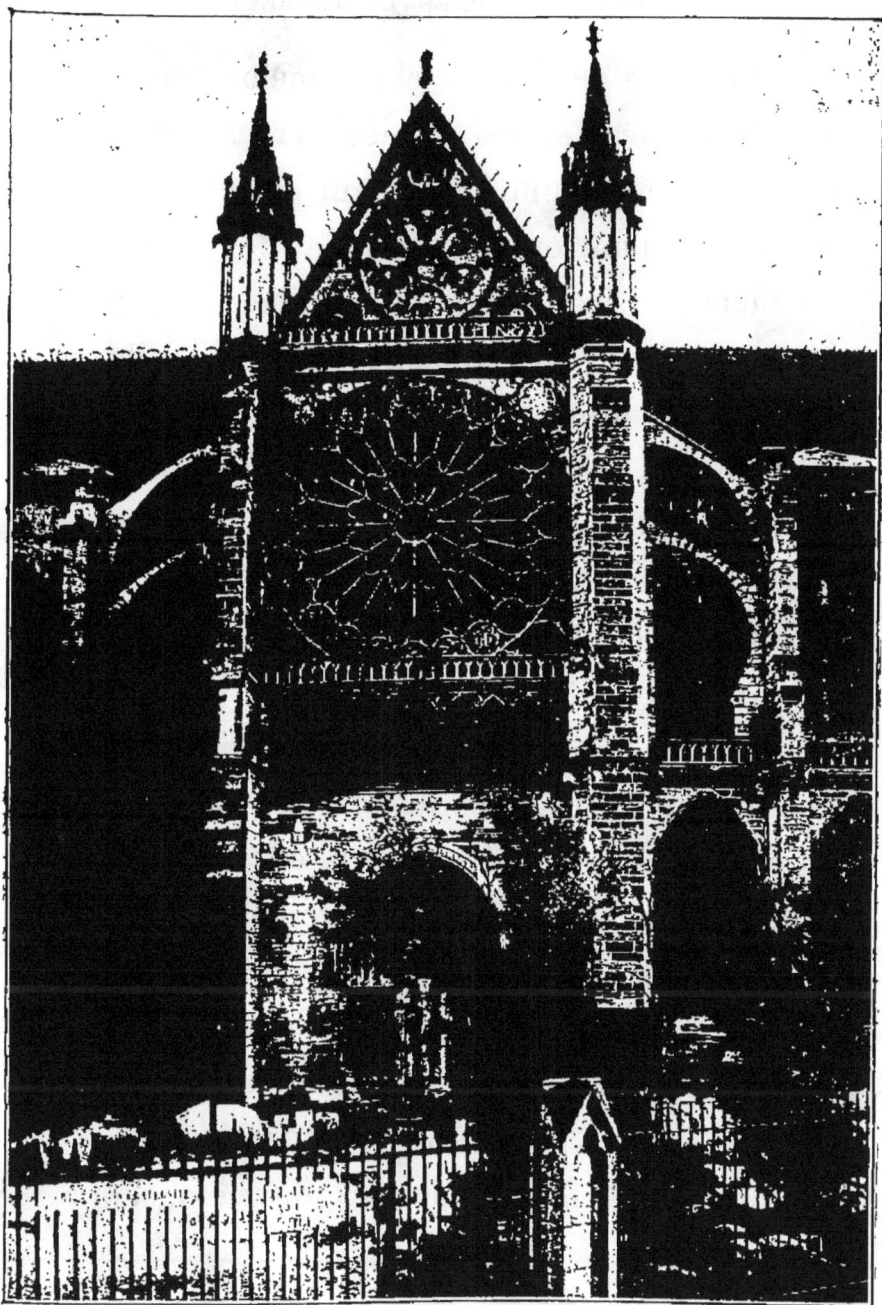

ÉTAT ACTUEL DE L'ANCIEN EMPLACEMENT DES FOSSES
où furent entassés les restes des rois de France
et de leur famille, au mois d'octobre 1793.

scène n'a pas changé : c'est le même terrain
inculte et désolé, les mêmes arbres rabou-
gris, le même pignon aigu qui projette son
ombre sur l'ancien emplacement des fosses,
les mêmes frises brodées, la même rosace
épanouissant les magnificences de sa corolle.
Mais nous sentons qu'il faudrait un autre talent
que le nôtre, pour retracer une scène qui nous
semble la plus tragique de nos révolutions.

Le 18 janvier, vers onze heures du matin,
les ouvriers creusaient une première tranchée
devant le portail du croisillon nord, et com-
mençaient à « découvrir un amas considérable
d'ossements mêlés dans les terres. [1] »

Ce dût être un tableau d'un effet dramatique que celui de ces arrière-neveux des
fossoyeurs d'*Hamlet*, fouillant cette terre
humide, faite de la poussière de douze siècles
de rois, soulevant le crâne de Dagobert, un
tibia de Louis XIV et une côte de Marie de
Médicis. Et à la vue de ces ouvriers, en

---

[1] *Procès-verbal* du 18 janvier 1817, *Arch. nat.* AE¹₁5.

manches retroussées, munis d'une pioche et
recherchant, dans un espace de six mètres
carrés, ce qui restait de la famille de Clovis,
de saint Louis et de Henri IV, jetée là, il y a
vingt-trois ans, comme on jette la boue des
cités, l'esprit des assistants dût se reporter,
sans doute, vers le cérémonial qui avait présidé jadis aux inhumations de tous ces rois,
avec ces chevaux parés de plumes, ces roulements de tambours, le bruit des cloches et du
canon, toute cette pompe étalée autour de
leurs cercueils. Cela ne dépasse-t-il pas l'*Eru-
dimini* de Bossuet ?

On vida les fosses de la poussière de tant
de générations royales ; « malgré les précautions qu'on fit prendre pour relever les terres
et les ossements, on ne trouva plus rien d'entier, si ce n'est les portions inférieures de
trois corps gisant dans leur position naturelle
en état complet de dessication, comme tous
les autres ossements »[1].

[1] *Procès-verbal* du 18 janvier 1817.

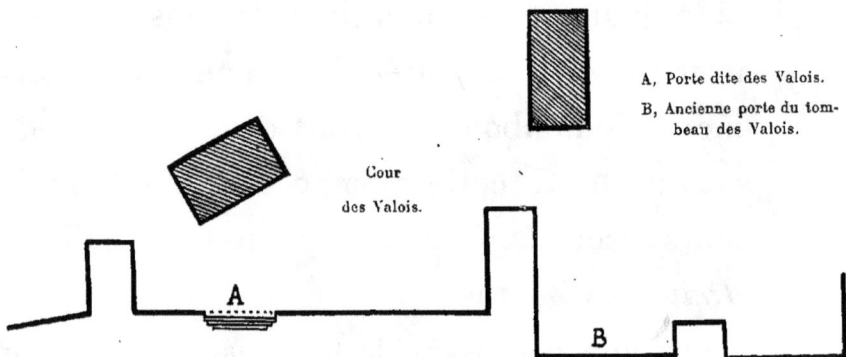

A, Porte dite des Valois.

B, Ancienne porte du tombeau des Valois.

Cour

des Valois.

A

B

PLAN DES FOSSES DANS LA COUR DES VALOIS.

(D'après un plan dressé lors des exhumations du 18 janvier 1817, Arch. nat. AE'15.)

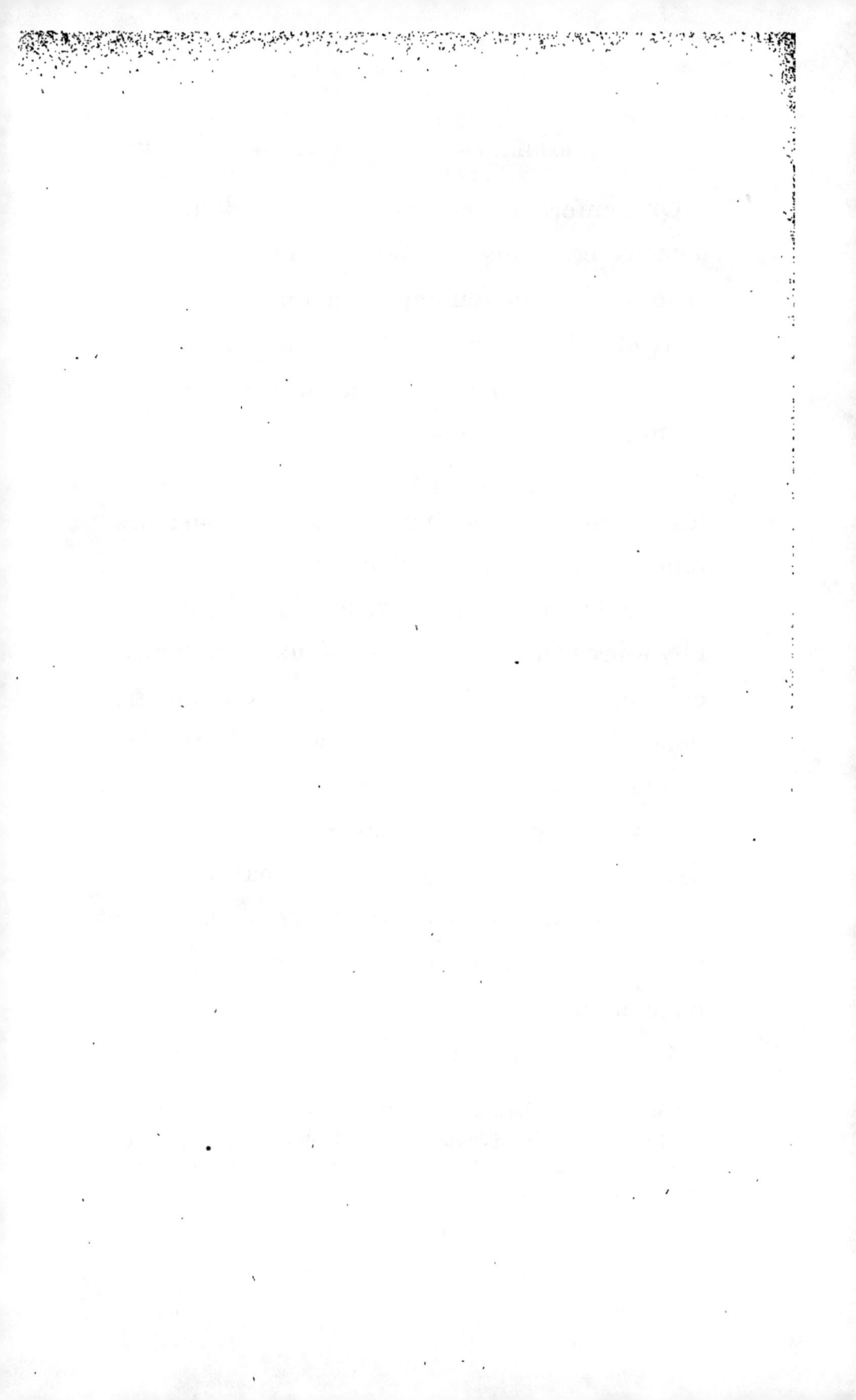

On renferma ces cendres dans deux immenses cercueils de bois, tendus de noir, et le lendemain seulement, à onze heures du soir, eut lieu leur transfert dans l'intérieur de la Basilique. La scène eut un caractère de grandeur véritablement saisissante. La nuit était magnifique, « la lune éclairait les tours ; les flambeaux que portaient les assistants reflétaient les murs de l'édifice [1]. »

A la lueur des torches, le clergé entonna l'hymne des morts devant les deux catafalques, et les cercueils, escortés de piquets d'honneur, pénétrèrent dans la Basilique au bruit des cloches répondant au *Dies iræ*. On les déposa dans l'ancien caveau de Turenne, derrière deux grandes tables de marbre noir, énumérant les noms de tous ces malheureux princes que la fatalité avait poursuivis jusque dans le lieu du repos [2].

C'est là, comme nous l'avons dit plus haut,

---

[1] Manuscrit d'Alexandre Lenoir, cité par d'Heilly. *loc. cit.*

[2] Les inscriptions n'énumèrent pas le nom des personnages dont les cendres avaient été dispersées au moment de la première destruction des tombeaux.

que fut déposé le cercueil du cardinal de Retz,
au pied des deux tables de marbre, où il servit longtemps d'escabeau et de marchepied,
profané par les curieux qui voulaient lire les
noms des victimes des violations d'octobre,
sans se douter qu'ils avaient sous leurs pieds
les restes non seulement d'un privilégié de la
fortune et de la naissance, mais du terrible
frondeur qui fut le plus mortel ennemi de
Mazarin[1].

Plus de cent ans après la violation des
sépultures, quand dans une pénombre funèbre
on visite ces lieux sinistres, qu'on parcourt
ces caveaux, qu'on croise ces piliers romans,
ces chapiteaux carlovingiens, un recueille-
ment vous saisit qui ressemble à de la stu-
peur, et on frémit, malgré soi, au souvenir
des scènes de profanation qu'ont vues toutes
ces vieilles pierres.

---

[1] Le cercueil du cardinal de Retz a été relégué dans un
caveau dont la porte d'entrée se trouve à droite et au bas de
l'escalier qui conduit à la crypte, en face le caveau des Bourbons.

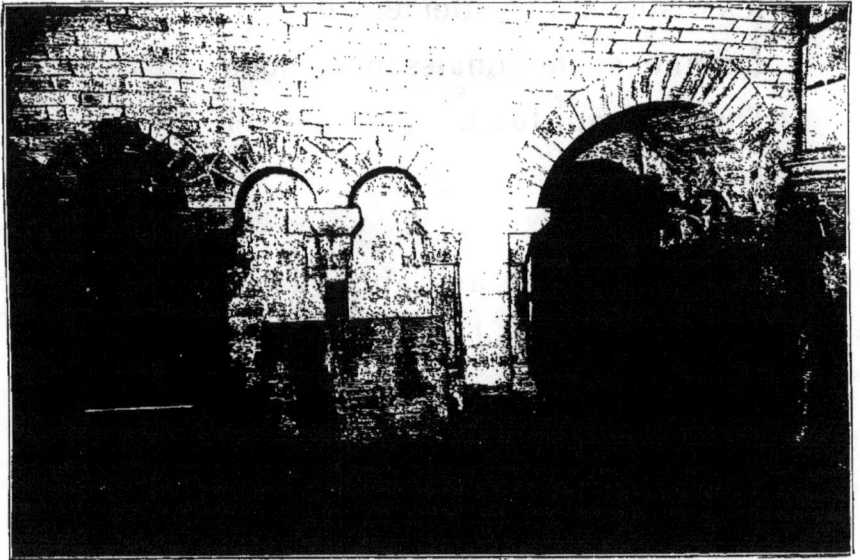

LE SOUPIRAIL ET LA PORTE DU CAVEAU CENTRAL

Éventré en 93 par les profanateurs, fermé sous le premier Empire par une porte de bronze, muré, à nouveau, au retour des Bourbons, le caveau a été démuré définitivement de nos jours, et une petite porte de bronze en permet l'accès. Le public toutefois n'entre pas dans le caveau central ; mais le regard y pénètre au travers d'une lucarne grillée. Deux cercueils posés près de la lampe funéraire contiennent les restes de Louis XVI et de Marie-Antoinette[1] ; à côté

[1] A côté du cercueil de Louis XVI, on distingue une boîte en chêne contenant des ossements royaux. C'est là toute une histoire presque invraisemblable. En 1893, un employé du Musée du Louvre découvrait dans un carton poudreux toute une collection d'ossements. Ils étaient munis d'une étiquette ; et l'on s'imagine si la stupéfaction fut à son comble, quand on lut successivement sur ces étiquettes : Omoplate de Hugues Capet, fémur de Charles V, tibia de Charles VI, vertèbre de Charles VII, côte de Philippe le Bel, etc.

D'où venait cet ossuaire, ou plutôt ce squelette démonté, dont chaque roi avait fourni son échantillon ?

Le 30 mars 1893, le *Figaro* reproduisait une lettre adressée à M. de Nieuwerkerke, alors organisateur, au Louvre, du Musée des Souverains, datée de 1864, et contenant l'histoire de « ce squelette de la monarchie française » :

« Monsieur le Surintendant,

« Lorsque j'ai eu l'honneur de vous voir, il y a quinze jours, vous m'avez invité à vous faire une notice historique au sujet des ossements royaux qui se trouvent en ma possession ; je vais être

du cercueil de la reine se trouve celui de

obligé d'entrer dans quelques détails, mais je tâcherai d'être aussi
bref que possible. Vous m'avez dit que les ossements ne vous
étaient pas inconnus et que vous aviez déjà été informé de leur
existence. Je n'entreprendrai pas dès lors d'expliquer comment
M. Ledru, ancien maire de Fontenay-aux-Roses se les était pro-
curés. Il me suffira de vous faire connaître que M. Ledru avait
été l'ami intime du chevalier Lenoir, le fondateur du Musée des
curiosités, dit des Petits-Augustins, lequel, créé en 1793, fut fermé
sous la Restauration ; et que le chevalier Lenoir avait assisté,
comme inspecteur, à l'exhumation des cadavres, lors de la profanation des tombes royales de Saint-Denis qui eut lieu au mois
d'octobre 1793. Ce que je dois surtout vous expliquer, c'est comment les objets ont quitté le cabinet de curiosité du maire de
Fontenay pour devenir ma propriété. M. Ledru est mort vers 1834
ou 1835 ; c'est sa veuve, Mᵐᵉ Ledru, née Lemaire, ma tante, qui
me les a donnés en 1842 ou 1843. J'avais quinze ou seize ans,
j'apprenais le dessin..., et Mᵐᵉ Ledru me remit les ossements en
me disant qu'ils pourraient m'être utiles pour l'étude de l'Académie. Elle ne me parla aucunement de leur origine, mais elle me
recommanda de les conserver soigneusement, de ne pas les donner
et de les ensevelir s'ils n'étaient pas utiles.

« Ce n'est que lorsque ma tante mourut, au mois d'octobre 1848,
que j'appris l'importance du cadeau qu'elle m'avait fait.

« Comme j'assistais, quelques jours après, au dépouillement de
ses nombreux papiers, j'entendis un homme d'affaires lire à haute
voix une liste d'ossements dont la réunion paraissait assez étrange.
Je fus frappé du rapport qui existait entre cette liste et les objets
dont j'étais possesseur. Je réclamai le papier, et aussitôt que je
fus rentré chez moi, je fis une comparaison à la suite de laquelle
je fus convaincu que j'avais entre mes mains une *omoplate de
Hugues Capet, un fémur de Charles V, un tibia de Charles VI, une
vertèbre de Charles VII, une côte de Philippe le Bel, une côte de
Louis XII*, etc...

« Quelques mois plus tard, je lisais dans un roman intitulé :
Les mille et un fantômes, chapitre IV, un passage où l'illustre
conteur parle de ces ossements qu'il avait eu l'occasion de voir,
en 1831, chez M. Ledru lui-même...

« Ce n'est pas sans effort, je vous en fais l'aveu, que je m'en
sépare... »

LEMAIRE
Avenue de Neuilly, 165.

Le 3 juillet 1893, le même M. Lemaire, qui avait écrit cette

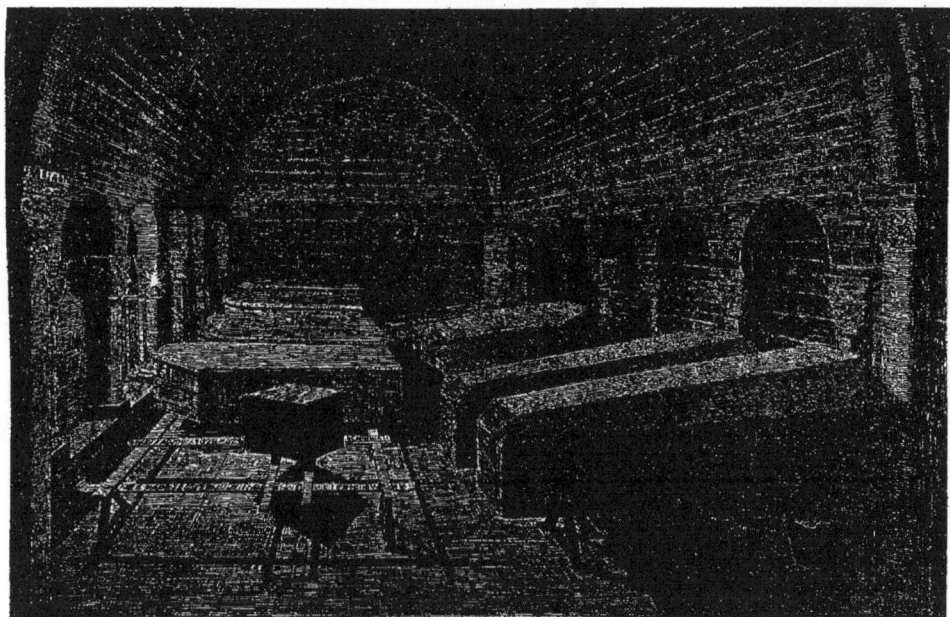

L'INTÉRIEUR DU CAVEAU DES BOURBONS
Dessin d'après nature de M. Joseph Beuzon.

Louis XVIII, avec sa housse de velours violet

lettre à M. de Nieuverkerke et qui vivait encore, adressait la
lettre suivante au Directeur de *l'Intermédiaire des chercheurs
et curieux* :

> « Neuilly, 3 juillet 1893.

« Monsieur le Directeur,

« Dans le numéro du 20 octobre 1892, de *l'Intermédiaire*,
M. Édouard Montagne demandait, ce qu'étaient devenus les ossements royaux qui avaient appartenu à M. Ledru, oncle de
M. Ledru-Rollin. Je ne répondis rien, parce que je me demandais,
moi-même, alors, ce qu'ils étaient devenus.

« Le 30 mai dernier, j'apprenais encore par les *Nouvelles de
l'Intermédiaire* qu'on les avait trouvés dans les greniers du musée
du Louvre, et, le même jour, le *Figaro* reproduisait une lettre de
moi à M. de Nieuwerkerke, datée de 1864, et contenant l'histoire
de ces ossements.

« Tout le monde connaissant maintenant cette lettre et cette
histoire dont tous les journaux ont parlé, je crois inutile de donner de nouvelles explications. Cette lettre de 1864 avait, d'ailleurs,
été déjà reproduite en 1883 dans *l'Artiste* par M. de Chennevières,
dans un article intitulé : *Souvenir d'un ancien Directeur des
beaux-arts.*

« Aujourd'hui, on paraît généralement convaincu de leur authen-
cité. Dans les lignes qu'il ajoutait à ma lettre dans *l'Artiste*,
M. de Chennevières disait que la liste qui les accompagne, sur
papier à entête de la neuvième mairie de Paris, *lui semblait indu-
bitablement de l'écriture bien connue d'Alexandre Lenoir,* et il ajoutait cette réflexion : *Quels applaudissements de la conscience publique n'accueilleraient pas, aujourd'hui, le ministre qui rendrait
à l'abbaye de Saint-Denis les ossements de nos rois.*

« Quelques journaux ont cependant émis des doutes et ont
demandé qu'ils fussent simplement rendus à la terre à laquelle
ils appartiennent.

« Pour moi, ma conviction n'a pas changé sur l'origine de cette
collection, qui était connue de M. Dulort, comme l'a dit Fournier,
d'Alexandre Dumas père (*Les Mille et un fantômes*, tome Ier), de
Ledru-Rollin et de M. de Nieuwerkerke lui-même, et c'est avec le
plus grand étonnement que j'ai appris qu'elle n'avait pas été res-
tituée à la Basilique de Saint-Denis, comme M. le Surintendant
des beaux-arts, sous le second Empire, me l'avait promis en dernier lieu.

« En résumé, si, comme le *Temps* vient de l'annoncer tout

dont l'or des galons brille encore sous la

récemment, en donnant mon nom et mon ancienne qualité au
ministère de l'intérieur, le chapitre de Saint-Denis est invité à
reprendre ces ossements et qu'il y consente, c'est bien, l'affaire
est terminée.

« Mais si cette restitution présente des difficultés, il restera
encore la question de savoir dans quelle terre, dans quel cimetière on mettrait ces débris humains.

« Dans ce cas, comme j'ai eu l'honneur de le dire, le 26 mai
dernier, à M. le Directeur des musées nationaux, je croirais lui
rendre service en exprimant le désir qu'on me les rendît.

« Je solliciterais de M. le Préfet de la Seine l'autorisation de
les déposer dans mon caveau de famille, où j'irais les rejoindre
tôt ou tard.

« Après avoir eu ces ossements comme modèles pour mes premières études de la charpente humaine, quand j'avais quinze ans;
après les avoir conservés vingt ans comme un pieux souvenir de
famille, je me sentirais encore honoré de les avoir auprès de moi
dans ma dernière demeure.

« Agréez, etc.

LÉON LEMAIRE,
*Ancien Commissaire Inspecteur de l'Im-
primerie et de la Librairie.*

Un an après, satisfaction était enfin donnée à M. Lemaire
qui pouvait lire le 10 juillet 1894, dans l'*Intermédiaire des
chercheurs* : « La direction des musées nationaux, déférant au
vœu exprimé par M. Lemaire, dans l'*Intermédiaire*, décida,
au mois d'août 1893, que ces ossements seraient déposés
dans la Basilique de Saint-Denis. Mais le transfert définitif
ne put s'en effectuer, par suite de formalités administratives,
que le 12 mai dernier, où M. Trawinski, secrétaire des
musées nationaux, remit à M. Darcy, architecte de la Basilique, les ossements royaux provenant d'Albert Lenoir et
donnés par M. Lemaire. »

La boîte en chêne, longue de 60 centimètres sur 40 de
large, placée à côté du cercueil de Louis XVI, porte l'inscription suivante gravée sur une plaque de cuivre :

*Ossements déposés dans la Basilique de Saint-Denis, aux
termes d'une décision de M. le Ministre de l'instruction publique, des beaux-arts et des cultes, en date du 2 août 1893*

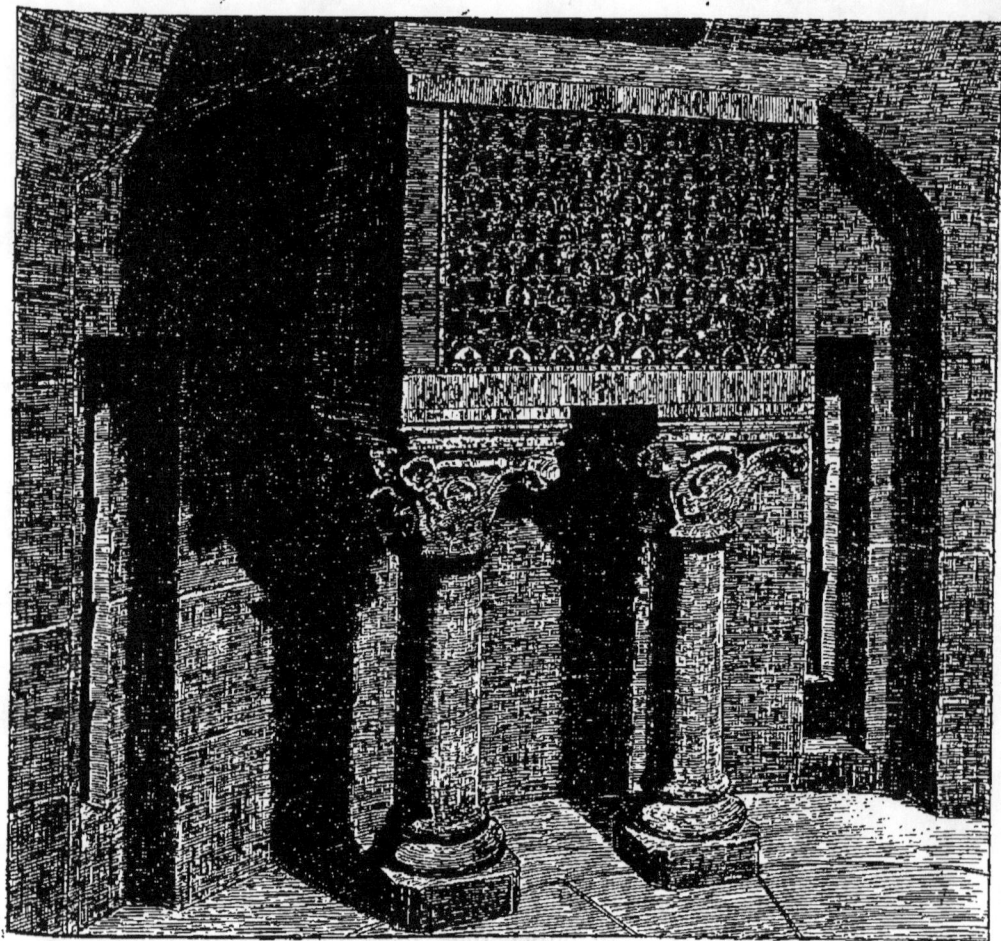

L'ARMOIRE DES CŒURS

★ Socle où le cœur de Louis XVII aurait été déposé sous la Révolution de 1830.

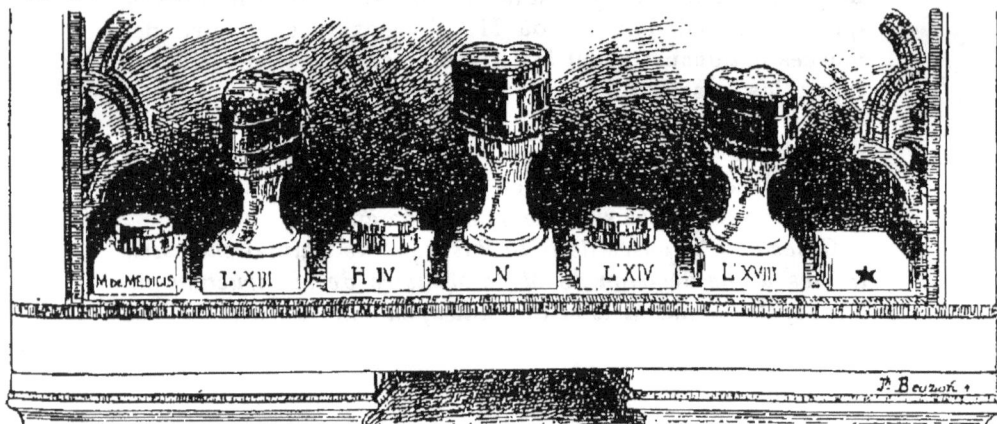

M de MEDICIS   L XIII   H IV   N   L XIV   L XVIII   ★

P. Beuzon.

INTÉRIEUR DE L'ARMOIRE DES CŒURS
Dessins d'après nature de M. J. Beuzon.

poussière[1], ceux du prince de Condé et de
son fils, trouvé pendu à une fenêtre de son
palais ; en face gisent les cercueils de deux
filles de France, mortes en exil, Mesdames
Victoire et Adélaïde, du duc de Berry, tombé
sous le poignard de Louvel, et de deux de ses
enfants, de Louis VII, de Louise de Lorraine,
femme de Henri III, et de deux princes de la
branche de Condé, échappés aux profanations
d'octobre.

Au milieu de l'hémicycle qui termine le
caveau royal du côté de l'orient, une armoire
en pierres, reposant sur deux colonnettes à chapiteaux du xiiiᵉ siècle, contient quelques parcelles des corps de Marie de Médicis, Henri IV
et Louis XIV, et les cœurs de Louis XIII, d'un
enfant du duc de Berry et de Louis XVIII[2].

rendue sur le rapport du Directeur des musées nationaux et
de l'école du Louvre.
   Dans son Cabinet secret de l'Histoire, notre érudit confrère, le Dʳ Cabanès, a consacré aux migrations de ces ossements et d'autres reliques royales, tout un chapitre qui ne
peut manquer d'intéresser, à la fois, les historiens et les
curieux.
   [1] Lenôtre, loc. cit.
   [2] Le cœur de Louis XIII proviendrait de l'ancienne église

Et voilà ce qu'il reste dans « ces sombres

de la maison professe des Jésuites ; mais nous tenons à dire que, malgré des recherches minutieuses, nous n'avons trouvé, au sujet de cet auguste viscère, aucun document établissant d'une façon indiscutable son authenticité.

Pour ce qui a trait aux restes de Marie de Médicis, Henri IV et Louis XIV, nous ne pouvons mieux faire que de reproduire le procès-verbal de leur dépôt, sans en tirer aucune déduction :

« Ce aujourd'hui, 22 octobre 1824, en vertu de l'autorisation et des ordres donnés par le roi Louis XVIII à son grand aumônier, au mois de juillet dernier, pour procéder au dépôt dans les tombeaux de St-Denis de *quelques parcelles des corps de la Reine de France Marie de Médicis*, de *Henri IV* et de *Louis XIV* ; vu le mémoire de M. Manteau, actuellement bibliothécaire de la ville de Laon, lequel a eu le bonheur et le courage de sauver ces précieux restes de la profanation des tombeaux de St-Denis en 1793 ; vu les deux attestations jointes au mémoire du sieur Manteau et données successivement par M. le marquis de Nicolaï, ancien préfet du département de l'Aisne, l'autre par M. le comte de Floirac, préfet actuel dudit département, qui constatent la véracité du sieur Manteau et l'authenticité de ces illustres parcelles ; vue la lettre du Ministre de la maison du roi en date du 28 juillet dernier et celle de M. le baron de la Ferté, directeur des fêtes et des cérémonies du 29 du même mois, pour régler, de concert avec le grand aumônier de France, la manière de procéder au dépôt des dites parcelles ; avons prince de Croy, grand aumônier de France, en présence de M. l'abbé de Grand-champ, doyen du chapitre royal de St-Denis et de M. l'abbé de Cugnac, dignitaire dudit chapitre et gardien des tombeaux, nommés par nous commissaires à cet effet, et en présence de M. Cahier orfèvre du roi et chargé de clore les boîtes qui renferment les dites parcelles, les avons déposées chacune dans celle des boîtes à ce destinée et portant l'inscription conforme aux précieux restes qu'elles contiennent, lesquelles boîtes ont été closes et vissées en notre présence par ledit sieur Cahier, pour être de Paris transportées aux tombeaux de St-Denis, les jour et heure qui auront été désignés ; en foi

lieux, dans ces demeures souterraines « dont

de quoi nous avons signé, avec les témoins ci-dessus, ce procès
verbal qui ne sera clos que le jour du dépôt fait dans les tombeaux de St-Denis.

+ G. prince de CROY
g^d *A*^{ier} *de France.*

Le B^{on} de LA FERTÉ

L'abbé de GRANDCHAMP
Doyen de St-Denis.

L'abbé de CUGNAC
Ch^{ne} *g*^{dien} *des tombeaux.*

Conformément aux dispositions précédentes, le jour et l'heure
de la déposition des trois susdites boîtes ayant été fixés au
jour même de l'inhumation du corps de S. M. Louis XVIII,
en présence de M. le marquis de Brézé, grand-maître des
cérémonies, ce jourd'hui 25 octobre 1824, en présence de
MM. les Commissaires ci-dessus désignés et de M. le baron
de La Ferté, directeur des fêtes et cérémonies de la Cour, nous,
grand aumônier de France, avons assisté à la déposition dans
les tombeaux de St-Denis des trois boîtes contenant des parcelles des corps de Marie de Médicis, de Henri IV et de
Louis XIV, en foi de quoi nous avons signé et clos ledit procès-
verbal, et arrêté qu'une copie signée de nous en sera envoyée
au sieur Manteau, comme un témoignage authentique de son
courageux respect pour les cendres de nos rois et de l'accomplissement de ses pieuses intentions; et ont signé avec nous
MM. les témoins ci-dessus nommés.

A St-Denis, le 25 octobre 1824

+ G. prince de CROY
g^d *A*^{ier} *de France.*

L'abbé de GRANDCHAMP
Doyen de St-Denis.

Le baron de LA FERTÉ

L'abbé de CUGNAC
Ch^{ne} *g*^{dien} *des tombeaux.*

Il nous reste à transcrire, au sujet du cœur de Louis XVII,
une intéressante communication de M. Maurice Pascal, qui a
bien voulu nous autoriser à reproduire le dessin, pris sur

parle Bossuet, où l'on pouvait à peine ranger les rois et les princes anéantis, « tant les rangs y sont pressés, tant la mort est prompte à remplir ces places. »

Une petite lampe, allumée du dehors, projette une lumière douteuse dans cette lugubre enceinte qui n'évoque plus aujourd'hui que des souvenirs d'exil, de meurtre, de suicide et d'échafaud.

nature, de l'armoire des cœurs, lors d'une visite qu'il fit à la sépulture royale le 24 mars 1896 : « Le dernier socle de l'armoire des Cœurs devait soutenir le cœur de Louis XVII, que le roi Charles X avait accepté et fait déposer à l'archevêché de Paris entre les mains de Monseigneur de Quelen. De l'archevêché le cœur de Louis XVII devait être déposé, et au préalable porté en grande pompe à Saint-Denis, auprès des autres cœurs de sa Race. Mais la Révolution de 1830 survint avant que parussent les décrets octroyant les honneurs qu'on devait lui rendre, et c'est pourquoi le socle resta vide. Depuis, ce cœur de Louis XVII fut porté par M. Maurice Pascal à l'aîné des Bourbons, Mgr le duc de Madrid, qui le fit déposer dans la chapelle royale de Froshdorff où il est actuellement avec plusieurs souvenirs de la Famille Royale, entre autres le fichu ensanglanté que portait sur l'échafaud Marie-Antoinette ».

APPENDICE

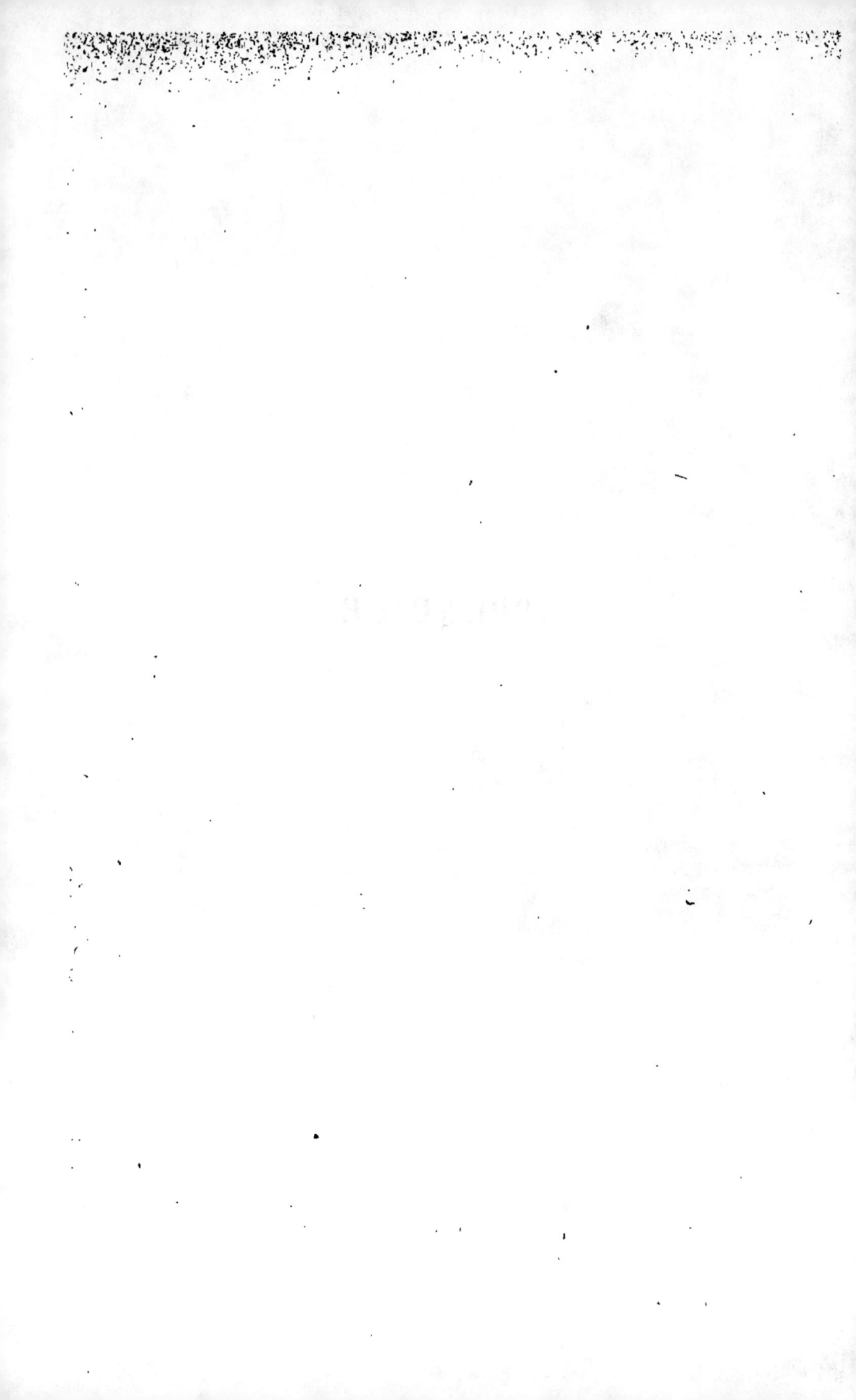

APPENDICE

La remarquable conservation du corps de Henri IV, et, quoiqu'à un degré moindre, celle des corps de Louis XIII et Louis XIV, nous ont engagé à résumer, sous ce titre, les causes d'une pareille résistance à la destruction, qui ont pu piquer la curiosité de certains lecteurs.

Il faut reconnaître, d'abord, que les circonstances, qui influent sur la marche de la décomposition cadavérique, sont loin d'être toutes élucidées, et que l'on observe parfois, à cet égard, des différences considérables sur des corps placés dans des conditions en apparence absolument analogues. « Un exemple frappant de ces différences est rappelé par Briand et

Chaudé. Les corps d'individus qui avaient été tués pendant l'insurrection de 1830, à Paris, furent inhumés côte à côte dans le même terrain et exhumés dix ans après ; on observa alors sur ces divers individus tous les degrés de décomposition, depuis la dessiccation complète des ossements jusqu'à une conservation si parfaite des parties musculaires, que les traits étaient reconnaissables[1] ».

On sait, en tout cas, que l'accès de l'air, ou du moins de l'oxygène, est une des conditions qui favorisent le plus les progrès de la putréfaction ; qu'elle se fait plus rapidement avec l'élévation et l'humidité de la température ; que l'électricité atmosphérique hâte sa marche ; que le froid, au contraire, la retarde, et que la congélation l'arrête.

Mais, quelle est, en son essence, la cause de la désorganisation des tissus, en vertu de quels phénomènes intimes s'accomplit-elle, et quelles sont les diverses phases de cette

---

[1] Vibert. *Médecine légale*, 1893.

destruction ? Les travaux d'Armand Gauthier
sur les ptomaïnes et les leucomaïnes, et ceux
de Duclaux sur la décomposition des matières
organiques nous permettent aujourd'hui de
répondre scientifiquement à cette question
jusqu'ici si obscure et de comprendre également les phénomènes qui peuvent arrêter la
marche du travail de décomposition. D'ailleurs,
dûssions-nous n'esquisser qu'une explication
incomplète, le lecteur n'aura rien à regretter,
puisque, à notre connaissance, cette étude
n'a jamais été tentée, au point de vue qui nous
occupe.

Dans le cas ordinaire d'un cadavre enseveli
dans un cercueil *plus ou moins perméable à
l'air*, mais assez hermétiquement clos pour
empêcher la destruction, concomitante avec
celle des microbes, de cette autre faune des
tombeaux qui comprend les insectes diptères,
coléoptères, lépidoptères, etc..., le travail de
destruction des tissus s'accomplit en vertu des
phénomènes suivants :

1° Des microbes qu'on appelle *anaérobies*, c'est-à-dire vivant sans air, se livrent à une première transformation des matières albuminoïdes, base de nos éléments organiques, en *ammoniaque*. Phénomène curieux, ces microbes anaérobies sécrètent, en même temps, une *toxine* qui suspend rapidement leur vitalité, et arrête ainsi le premier travail de destruction qui modifie à peine l'aspect extérieur des tissus.

2° A ce travail microbien succède rapidement un nouveau phénomène, produit par certains microbes *aérobies* (auxquels l'oxygène de l'air est nécessaire), qu'on appelle microbes de Vinogradski, qui transforment, à leur tour, en *azotes nitreux* les matières albuminoïdes déjà transformées par les microbes de la première phase.

3° Un dernier phénomène se produit enfin, dû à une série de microbes encore *aérobies*, dit *nitrifiants*, qui achèvent la décomposition de la matière albuminoïde, en transformant les azotes nitreux en *azotes nitriques*.

Tous phénomènes accompagnés de dégage-
ment de gaz acide carbonique, hydrogène
sulfuré, hydrogène carboné, etc..., et de for-
mation d'acide acétique, d'eau, d'alcaloïdes
ou ptomaïnes, et de sels qui constituent un
résidu terreux.

La décomposition de nos organes s'accomplit donc en vertu d'un travail de transformation dû à des équipes successives de microbes,
qui peut varier et se modifier, d'ailleurs, suivant certaines circonstances atmosphériques
plus ou moins favorables à la vie microbienne,
l'état du cadavre, le genre de mort (les sujets
qui ont succombé à des affections septiques,
comme Louis XV, se putréfient très rapidement), l'humidité du milieu et le degré d'hy-
dratation des organes.

Dans le cas de Henri IV qui nous occupe
particulièrement, il s'agit : 1° d'un corps
soustrait à l'influence atmosphérique par les
soudures hermétiques d'une enveloppe de

plomb ; 2° du cadavre d'un roi tué en pleine
santé, sans altération préalable des tissus,
comme celle qui résulte d'une affection sep-
tique ; 3° d'un accident dû à une hémorragie
foudroyante qui a déshydraté les organes, ce
qui a une importance capitale, étant connue
l'influence de l'humidité sur la vitalité microbienne.

Ces conditions étant établies, aussitôt
après le décès du roi, le premier travail des
microbes anaérobies a pu s'accomplir, travail,
nous l'avons dit, de courte durée, qui modifie les tissus d'une façon inappréciable à la
vue. Par suite de la faible quantité d'air que
contenait le cercueil, les microbes *aérobies* de
la deuxième phase n'ont pu accomplir qu'une
transformation de très courte durée également, l'oxygène de l'air leur faisant défaut.

Et le travail de destruction s'est arrêté de
bonne heure, dans des conditions d'ailleurs
défavorables à la vie microbienne, puisqu'il
s'agissait d'un cadavre exsangue, plus ou
moins deshydraté.

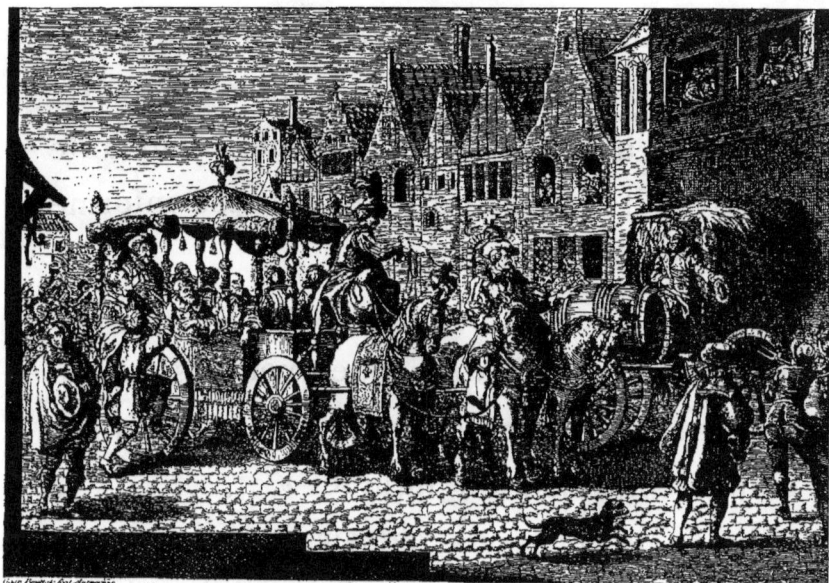

Massacre de HENRY LE GRAND ROY DE FRANCE par François Ravaillac le 14 May 1610

Cabinet des Estampes de la Bibliothèque Nationale.

La fermeture hermétique de l'enveloppe de plomb, qui est la condition première de toute conservation, n'est pas toujours facile à réaliser : le défaut d'occlusion absolue peut tenir à l'imperfection du travail qui a laissé une fissure minime, à celle qu'a occasionnée l'oxydation d'un point faible de la soudure, ce qui explique pourquoi, sur cinquante-quatre cercueils de Bourbons embaumés, cinquante ne présentaient guère qu'une masse informe à la dévastation de 1793.

Et ceci nous amène à dire un mot des embaumements des rois que quelques années réduisaient à des ossements désunis au milieu d'une « putréfaction liquide. »

Nous ne pouvons choisir un plus beau modèle d'embaumement que celui qui fut fait pour Mme la Dauphine par M. Riqueur, apothicaire du roi.

« Cet embaumement s'est exécuté avec tout le désintéressement, l'habileté et la prudence qu'on a pu désirer, en présence de M. d'Aquin, alors premier médecin du roi ; de M. Fagon, premier médecin de la feue reine, et qui l'est présentement du roi ; de M. Petit, premier médecin de monseigneur le dauphin ; de M. Moreau, premier médecin de feue Mme la dauphine ; de M. Félix, premier chirurgien du roi ; de M. Clément, maître chirurgien de Paris et accoucheur de la dite princesse. M. Dionis, son premier chirurgien, opérait, étant aidé de M. Baillet, chirurgien ordinaire, et d'un autre chirurgien du commun : Mme la duchesse d'Arpajon, sa dame d'honneur, Mme la maréchale de Rochefort, dame d'atour, et plusieurs femmes présentes.

Description du baume qui a été fait
pour Mme la dauphine.

℞ Racines d'iris de Florence, 3 livres.
Souchet, 1 livre $\frac{1}{2}$.
Angélique de Bohême, gingembre, calamus aromaticus, aristoloche, aa 1 livre.
Impératoire, gentiane, valériane, ââ $\frac{1}{2}$ livre.
Feuilles de mélisse, basilic, ââ 1 livre $\frac{1}{2}$.
Sauge, sariette, thym, ââ 1 livre.
Hyssope, laurier, myrrhe, marjolaine, origan, rhue, ââ $\frac{1}{2}$ livre.

Auronne, absinthe, menthe, calament, serpolet, jonc
   odorant, scordium, ââ 4 onces.

Fleurs d'oranger, 1 livre $\frac{1}{2}$.

Lavande, 4 onces.

Romarin, 1 livre.

Semences de coriandre, 2 livres $\frac{1}{2}$.

Cardamome, 1 livre.

Cumin, caris, ââ 4 onces.

Fruits et baies de genièvre, 1 livre.

Gérofle, 1 livre $\frac{1}{2}$.

Muscade, 1 livre.

Poivre blanc, 4 onces.

Oranges séchées 3 livres.

Bois de cèdre, 3 livres.

Santal citrin, roses, ââ 2 livres.

Ecorces de citron, d'orange, de cannelle, ââ $\frac{1}{2}$ livre.

Styrax, calamite, benjoin, oliban, ââ 1 livre $\frac{1}{2}$.

Myrrhe, 2 livres $\frac{1}{2}$.

Sandarac, $\frac{1}{2}$ livre.

Aloès, 4 livres.

Esprit-de-vin, 4 pintes ; — de sel, 4 onces.

Térébenthine de Venise, 3 livres.

Styrax liquide, 2 livres.

Baume de copahu, $\frac{1}{2}$ livre.

Baume du Pérou, 2 onces.

Toile cirée.

Le cœur, après avoir été vidé, lavé avec de
l'esprit-de-vin et desséché, fut mis dans un
vaisseau de verre avec cette liqueur ; et ce
même viscère, ayant été ensuite rempli d'un

baume fait de cannelle, de gérofle, de myrrhe, de styrax et de benjoin, fut enfermé dans un sac de toile cirée de sa figure, lequel fut mis dans un cœur ou boîte de plomb, qu'on souda aussitôt pour être donné à Mme la duchesse d'Arpajon, qui le mit entre les mains de Mgr l'évêque de Meaux, premier aumônier de feue Mme la Dauphine, qui le porta après au Val-de-Grâce. L'ouverture du corps fut faite le plus exactement qui se puisse par M. Dionis, son premier chirurgien. M. Riqueur remplit toutes les capacités d'étoupes et de baume en poudre. Les incisions furent faites le long des bras jusque dans les mains, lesquelles furent munies de cette poudre aromatique, après qu'on eut exprimé tout le sang et qu'on les eut lavées avec de l'esprit-de-vin ; on en fit autant aux cuisses, qui furent incisées de part et d'autre depuis les reins jusque sous les pieds, et le tout fut proprement recousu. — On se servit d'une grosse brosse pour frotter le corps d'un baume liquide et chaud, fait avec de la térében-

thine, du styrax et des baumes de copahu et
du Pérou, comme il est dosé ci-devant. Chaque partie fut enveloppée avec des bandelettes trempées dans l'esprit-de-vin ; l'on mit
autant que l'on put de ladite poudre aromatique entre le corps et les bandelettes. Le
corps fut revêtu d'une chemise et d'une tunique religieuse et environné d'autres marques
de dévotion particulière, comme d'une petite
chaînette de fer, au bout de laquelle il y
avait une croix, que cette princesse gardait
dans un coffre qu'elle avait fait apporter avec
elle de Bavière. On l'enveloppa ensuite dans
une toile cirée et on le lia fort étroitement
pour être posé dans un cercueil de plomb,
au fond et autour duquel il y avait quatre
doigts dudit baume en poudre. Ce cercueil,
étant bien soudé, fut enchâssé en un autre
de bois, tous les espaces vides ayant été
remplis d'herbes aromatiques séchées. Les
entrailles, bien préparées, furent mises dans
un baril de plomb avec une grande quantité des mêmes poudres aromatiques ; on le

souda bien et on l'enferma dans un baril de bois. [1] »

On se demande comment d'aussi horribles mutilations n'ont pas détourné les familles royales de la pieuse pensée de recourir à l'embaumement de ceux qui leur étaient chers, comment un art ainsi compris a pu rester en honneur près des grands jusqu'à Louis XVIII. Un sujet ainsi tailladé, morcelé et farci « ressemble plus à des viandes préparées, dit Ganal, qu'à un embaumement » ; et, certes, une pareille mutilation ne pouvait être utile qu'à accélérer la décomposition.

On était loin de la pratique des embaumements modernes, dont l'honneur de la découverte revient à Ganal, vers 1830, procédés qui permettent, sans mutilation, sans soustraction d'organes, de conserver indéfiniment un cadavre, sans aucune altération.

C'est sur l'antisepsie, c'est-à-dire sur la puissance de certains liquides de suspendre

_____

[1] Voir Ganal, *Histoire des Embaumements*, 1838.

ou de détruire la vitalité des micro-organismes qui sont, avec la cessation de la vie, les
agents destructeurs de nos organes, que
repose l'embaumement moderne.

Aujourd'hui, avec une incision de quelques
centimètres au col, sans que le corps soit
dépouillé de ses vêtements, il suffit d'injecter
dans la carotide une solution de chlorure de
zinc[1] ou encore mieux une solution de formol,
pour obtenir la conservation d'un corps, qui
peut rester exposé à l'air, pendant des mois,
sans éprouver aucune altération. Si l'exposition à l'air était prolongée plus longtemps, le
corps embaumé se dessécherait complètement, dans un temps plus ou moins long,
suivant l'état hygrométrique de l'atmosphère
et l'élévation de la température qui président
aux phénomènes d'évaporation[2].

---

[1] Elle doit être concentrée jusqu'au degré où le maniement
donne aux doigts la sensation d'un picotement.

[2] Les momies des Egyptiens devaient leur conservation à l'influence seule des circonstances atmosphériques. La preuve
en est que, sans être préparées et seulement couvertes d'une
couche de sable, des corps promptement desséchés par une
atmosphère chaude et aride se sont conservés inaltérés pen-

Mis à l'abri de l'air dans un cercueil hermétiquement clos, les corps embaumés se con-
servent indéfiniment ; et si l'on veut rendre
aux tissus à peu près leur couleur naturelle,
il suffit de pousser, avant le liquide conservateur, un demi-litre de glycérine tenant en
dissolution une matière colorante rouge. Les
sujets ainsi traités présentent un simulacre
de vie ou plutôt l'apparence du sommeil
dans le repos sans fin.

⁎

Avant d'achever cette étude où le lecteur
pourra nous reprocher d'avoir tiré un médio-
cre parti d'un sujet aussi plein de situations
dramatiques, nous tenons à ajouter qu'on
chercherait en vain dans ces quelques pages
une intention politique, et que jamais nous

---

dant des siècles. C'est ce qu'on nomme les *momies des sables*.
On comprend alors que les cadavres égyptiens, préparés par
n'importe quel procédé, aient résisté à l'action destructive du
temps, lorsqu'ils étaient placés dans des caveaux où la température constante était de 20° et où l'hygromètre restait fixe
à 0°. (Voir Ganal. *Loc. cit.*)

n'avons confondu, dans notre esprit, l'idée
de la Révolution avec les atrocités de la Terreur. Néanmoins, à notre époque où l'on élève
chaque jour une statue nouvelle à la Révolution,
il est bon de rappeler certaines pages de
son histoire qui peuvent fournir des bas-reliefs
à son piédestal. Quoi qu'il en soit, en ce qui
touche au sujet de notre récit, apologistes
comme détracteurs de cette époque tragique,
tous doivent en convenir, les hommes abomi-
nables, qui violèrent l'asile des morts, ont
commis à la fois un crime et une monstrueuse
absurdité, comme si la violation des sépulcres
était utile à la cause de la liberté, comme si
les passions des hommes avaient le droit de
fouiller les tombeaux.

TABLE DES GRAVURES

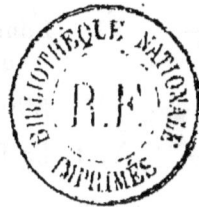

TABLE DES MATIÈRES

———

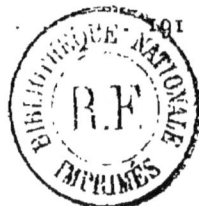

———

ÉVREUX, IMPRIMERIE CH. HÉRISSEY ET FILS

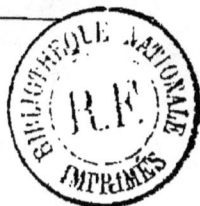

ÉVREUX, IMPRIMERIE CH. HÉRISSEY, ET FILS

www.ingramcontent.com/pod-product-compliance
Lightning Source LLC
Chambersburg PA
CBHW070533200326
41519CB00013B/3032